炎症性肠病相关肠癌内镜图谱

大肠与小肠的内镜检查图像

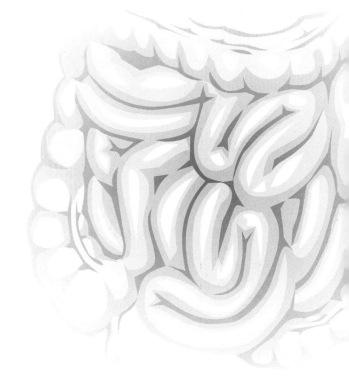

主审 （日）松井敏幸　（日）岩下明德

主编 （日）松井敏幸　（日）岩下明德
　　　（日）松本主之　（日）二见喜太郎
　　　（日）久部高司　（日）田边　宽

主译 虞伟明　许　丰

北方联合出版传媒（集团）股份有限公司

辽宁科学技术出版社

ENSHOUSEI CHOUSHIKKAN KANREN CHOUGAN ATORASU - Shouchou Kara Daichou Made, Nikuganzou Kara Semaru-

By Toshiyuki Matsui, Akinori Iwashita, Takayuki Matsumoto, Kitaro Futami, Takashi Hisabe, Hiroshi Tanabe

Copyright © 2021 CBR-Publishers, Inc. Tokyo, Japan.

All rights reserved.

First original Japanese edition published by CBR-Publishers, Inc. Tokyo, Japan.

Chinese (in simplified character only) translation rights arranged with CBR-Publishers, Inc. Tokyo, Japan. Through CREEK & RIVER Co., Ltd. and CREEK & RIVER SHANGHAI Co., Ltd.

©2024，辽宁科学技术出版社。

著作权合同登记号：第06-2023-116号。

图书在版编目（CIP）数据

炎症性肠病相关肠癌内镜图谱：大肠与小肠的内镜检查图像 /（日）松井敏幸等主编；虞伟明，许丰主译. —沈阳：辽宁科学技术出版社，2024.5

ISBN 978-7-5591-3429-5

Ⅰ. ①炎… Ⅱ. ①松… ②虞… ③许… Ⅲ. ①大肠癌—内窥镜检—图谱 Ⅳ. ①R735.34-64

中国国家版本馆CIP数据核字（2024）第029543号

出版发行：辽宁科学技术出版社
　　　　　（地址：沈阳市和平区十一纬路25号　邮编：110003）
印　刷　者：辽宁新华印务有限公司
经　销　者：各地新华书店
幅面尺寸：210mm×285mm
印　　张：8
插　　页：4
字　　数：260千字
出版时间：2024年5月第1版
印刷时间：2024年5月第1次印刷
责任编辑：凌　敏
封面设计：刘　彬
版式设计：袁　舒
责任校对：黄跃成

书　　号：ISBN 978-7-5591-3429-5
定　　价：128.00元

联系电话：024-23284356
邮购热线：024-23284502
E-mail：lingmin19@163.com
http://www.lnkj.com.cn

推荐序

我得到了为本图谱写"书评"的机会。之所以特意将其作为"书评"，是因为我们认为有必要从本图谱的现状、必要性、内容的特征和有用性等方面进行探讨。

炎症性肠病在日本的患病人数在增加，现在溃疡性结肠炎患者为22万人，克罗恩病患者为7万人。这两种疾病都有需要治疗的各种病症，其中，被认为是肠道炎症长期持续原因的炎症性肠病相关癌的发病率逐渐增加，准确诊断、治疗的重要性也在增加。但是，虽然癌症病例增加了，但现状是还很稀少，在实际临床中，每个消化内科医生、内镜医生、外科医生、病理医生所诊治的病例都很少。从这一点来看，以图谱的形式描述炎症性肠病相关癌的图书是非常珍贵的。

本图谱的第一部分可作为总论，简要介绍了炎症性肠病相关癌的现状和展望、诊断、特征、病理观察结果（包括最新的结果）等，并且还记录了对其疾病经过进行研究的重要临床资料。本图谱的一大特征是，记录了很多病例，而且在各个病例介绍中，通过内镜或消化道造影检查所见、切除标本的肉眼图像、切除标本的全部比例等，在大范围内进行了研究，并用鲜明的图像展示出来。特别是内镜检查结果显示了针对同一病变的各种内镜检查的观察结果，切除标本的病理观察结果与标本上的病变部位一一对应，详细显示了包括免疫染色在内的结果。由此可以认为，在充分了解主要病变的实际状态的同时，还可以把握炎症性肠病相关癌中包括重要的周围病变在内的病变整体，从而为确定本病的诊断和治疗方针提供了重要的信息。

到目前为止，像本书这样，收录有很多炎症性肠病相关癌病例的图谱是少见的，我向各位读者推荐这本书。

为了进一步改善炎症性肠病相关癌的预后，溃疡性结肠炎和克罗恩病这两种疾病都需要以准确的早期病变诊断为基础进行适当的治疗。在溃疡性结肠炎中，由于炎症的并存，肿瘤性病变的发现困难情况并不少见，即使进行了癌症监测，也有发现进展期癌的病例和比术前诊断更加进展的恶化病例。对于克罗恩病，正在进行癌症监测研究。包括小肠癌和日本发病率较高的直肠肛门癌（包括瘘癌）在内的大肠癌的早期诊断并不容易。

在对参与本图谱制作的各位相关人员的努力和热情表示敬意的同时，期待着很多读者参考本图谱，对炎症性肠病相关癌病例进行准确的诊断和适当的治疗，使其预后得到改善。

2021年5月

横浜市立市民病院　炎症性肠病科

杉田　昭

序　言

炎症性肠病（IBD）相关肠癌的发病率显著增加，并且不再罕见。因此，对于内镜医生来说，在常规诊断中必须对它们进行处理。换句话说，医生们必须掌握这一领域的知识。这一领域的研究论文也在增加，有一篇IBD相关肠癌预后因素的系统综述和荟萃分析文章在*Gastroenterology*（2020）上发表。有研究发现了18个预备因素，检索中引用了超过10 000篇IBD相关肠癌的论文。研究者将研究文献缩减到164篇论文进行分析。IBD相关肠癌的研究已经活跃了40年，特别是关于监测的研究一直在迅速增加。然而，内镜诊断的进展缓慢。自2015年发表SCENIC共识以来，几乎没有什么重大进展，这在本书中有所描述。内镜设备增加了，但诊断研究没有突破。其原因可能是这种疾病相对罕见，很少有内镜医生遇到过大量实际病例。因此，我们认为，将多个案例聚集起来，系统地展示，是真正有意义的。

关于IBD相关肠癌的病理诊断也存在混淆。欧洲国家和美国的医生，使用里德尔的分类（1983），此后没有重大变化。在日本，使用厚生劳动省的特定疾病的难治性肠道疾病研究组的分类（1994）。虽然可以对这两种分类进行比较，但在英语论文中很难描述日本的分类。在本书中，诊断是按照肠道肿瘤的诊断来描述的，当难以确定病变是肿瘤性病变还是炎性病变时，使用术语"异型上皮"。此外，不包括诊断标准不明确的仅伴异型增生的病变。这本书的另一个特色是有详细的病理诊断。在笔者所在的机构，有许多IBD的手术病例，并且所有切除的标本都被分割并制备成数百个切片标本。岩下教授和田边医生的工作态度在这本书中得到了充分的体现。

这本书的特色之一是有内镜图像和病理图像之间的对比。病理医生和内镜医生之间经常进行这类对话和讨论。书中解释了病变难以看到和识别的原因，以便读者能够清楚地理解它们。这本书的特色还包括展示每个病例的"图集"，其中溃疡性结肠炎（UC）相关癌和克罗恩病（CD）相关癌被分别描述。CD相关癌通常比UC相关癌更难以诊断，一部分原因是内镜由于肠狭窄而无法到达病变部位，一部分原因是受累区域通常是肛周或回肠区域，其中黏膜炎症严重且破坏性变化明显。原发病变位于溃疡边缘，形态与Ⅲ型癌相似，因此明确诊断必须依靠术后检查。"看不见"是本书的关键词之一，我们试图证明病变是"真正看不见"的。我们希望您能通过我们的介绍了解这种表现。

本书的主编之一松本主之教授是参与SCENIC共识的专家委员之一，是该领域的头部专家。他参与了一般性肠病和特殊性肠病部分的写作。岩下明德教授是胃肠道肿瘤病理学和炎症性肠病病理学的头部专家。岩下明德医生和田边宽医生参与了病理学审查和病例介绍部分的写作。二見喜太郎教授对这本书做出了贡献，他特别关注CD相关癌。他专注于肛周癌的发生方面的研究，并进行了大量的监测，这在日本是独一无二的。他将在综述部分介绍他的研究结果和数据。久部高司副教授多年来一直在分析UC相关癌。根据他的研究显示，如果病变在2年前通过内镜检查是不可见的，则检查医生不会对此负责，但如果进行了活检，可能会得出不同的结论。在UC相关癌最终被发现为晚期的情况下，病变在2年前的监测中被发现的可能性很高，并且有可能再次讨论间期癌的概念，并建议在监测期间纳入积极性活检以进行早期诊断。

这本书适用于所有参与内镜监测的医者。我们相信，即使是最有经验的内镜医生，也会对这些病例图谱感兴趣。

松井敏幸

2021年5月5日

主审、主编、执笔者名单

◆主审

松井敏幸　　福岡大学名誉教授／前筑紫病院消化器内科

岩下明德　　福岡大学名誉教授・病理／AII病理画像研究所

◆主编

松井敏幸　　福岡大学名誉教授／前筑紫病院消化器内科

岩下明德　　福岡大学名誉教授・病理／AII病理画像研究所

松本主之　　岩手医科大学消化器内科消化管分野教授

二見喜太郎　福岡大学筑紫病院臨床研究センター（外科）診療教授

久部高司　　福岡大学筑紫病院消化器内科准教授

田邉　寛　　福岡大学筑紫病院病理部助教

◆执笔者（按编写顺序排序）

松井敏幸　　福岡大学名誉教授／前筑紫病院消化器内科

松本主之　　岩手医科大学消化器内科消化管分野教授

二見喜太郎　福岡大学筑紫病院臨床研究センター（外科）診療教授

岩下明德　　福岡大学名誉教授・病理／AII病理画像研究所

田邉　寛　　福岡大学筑紫病院病理部助教

久部高司　　福岡大学筑紫病院消化器内科准教授

川崎啓祐　　岩手医科大学消化器内科消化管分野／九州大学大学院病態機能内科学助教

永塚　真　　岩手医科大学病理診断学講座／消化器内科消化管分野助教

菅井　有　　岩手医科大学病理診断学講座教授

池上幸治　　九州大学大学院病態機能内科学

藤原美奈子　九州医療センター病理診断科

译者名单

◆ 主 译

虞伟明　宁波大学附属李惠利医院

许　丰　宁波大学附属李惠利医院

◆ 副主译

钱海龙　宁波大学附属李惠利医院

贺海斌　宁波大学附属李惠利医院

黄钟庭　宁波大学附属李惠利医院

屠洋洋　宁波大学附属李惠利医院

周　颖　宁波大学附属李惠利医院

◆ 译 者

张智勇　宁波大学附属李惠利医院

俞仲辉　宁波大学附属李惠利医院

张苗尊　宁波大学附属李惠利医院

梁　超　宁波大学附属李惠利医院

徐　园　宁波大学附属李惠利医院

蔡贤磊　宁波大学附属李惠利医院

翁懿晖　宁波大学附属李惠利医院

董哲斌　宁波大学附属李惠利医院

高志强　宁波大学附属李惠利医院

张秋波　宁波大学附属李惠利医院

马燕燕　宁波大学附属李惠利医院

林子闻　宁波大学附属李惠利医院

柳惠未　宁波大学附属李惠利医院

目 录

第三部分 **CD相关肠癌的病例分享** 二見喜太郎　田邉　寬

病例4 川崎啓祐　池上幸治　藤原美奈子　松本主之

第一部分
IBD相关肠癌：概述

1. 与炎症性肠病相关的肠癌：本书的编写目的与结构

松井敏幸

1 背景

炎症性肠病（IBD）相关肠癌主要在欧美国家和地区被诊断和治疗。在日本，尽管溃疡性结肠炎（UC）相关手术在减少，但IBD相关的结直肠癌（CRC）的手术一直在增加，其中CRC相关的结直肠切除手术约占整体大肠手术的34.8%[1]，这提示我们迫切需要采取策略应对。由于晚期CRC的诊断并不能改善预后，因此有效的内镜监测方法已经被建议用来检测早期癌。在此背景下，日本早期结直肠癌分类已被用作巴黎国际分类的通用分类，这是一种浅表性结直肠癌普遍使用的大体分类[2]。基于这一分类，用于诊断UC相关癌的内镜技术取得了进展，染色法和靶向活检正在成为基本技术[3-4]。然而，为了有机会诊断较小的异型增生或早期癌并寻求内镜治疗，则需要更可靠的诊断方法，但受限于目前内镜和病理诊断能力未能达到预期。

在克罗恩病（CD）中，不仅是CRC，小肠癌（SBC）也越来越多地被检查出来。其确诊病例数量的增长与UC相当[5]，可CD的致癌病例数量并没有UC那么多。Uchino等近期对CD相关癌病例开展的Meta分析表明，CD病例中结直肠癌（CRC）的患病率为0.77%，小肠癌（SBC）的患病率为0.23%[5]。在日本，CD患者CRC的标准化发病率（SIR）与欧美国家相似（SIR：世界范围为2.08，欧洲国家和美国为1.1～2.2，日本为3.2～5.8）。此外，有研究指出，在日本和其他亚洲国家，CD癌变大多位于肛门直肠区域（欧洲国家和美国：63%位于左侧；亚洲国家：84%位于左侧）[5]。考虑到这一趋势，日本正在寻求早期监测。此外，CRC大多见于进展期癌，患者术后生存预后较差。在日本确诊的CD患者中患CRC的风险因素如下：①女性；②手术史；③疾病史超过20年；④发病的年龄在25岁或以下；⑤小肠和大肠型；⑥存在肛门直肠病变[6]。根据Yasukawa的说法，CD患者由CRC导致的死亡率很高，癌症占疾病特异性死亡率的10%～15%[7]。另一方面，欧美国家一般人群统计结果显示，IBD患者的CRC发病率逐年下降，其中UC下降尤为明显[8-9]。其原因归结于他们进行了有效的监测，或者生物制剂等治疗药物取得了进展并可长期抑制炎症。然而，在英国的一份报告中显示，英国IBD患者的数量正在增加，UC患者中的CRC患病数也在增加[10]。无论如何，了解现状可能是应对CRC发生的重要步骤。

2 本书的编写目的和结构

本书的议题概括为以下几点：

1 了解IBD相关癌的临床和病理图谱

编写本书的主要目的是将IBD癌变病例的内镜图像与切除后的肠黏膜大体图像和组织学图像进行对比。在此之前，只有少数图书提供了IBD相关癌的大体图像，例如2006年的Matsumoto和2014年的Soetikno[11-12]编写的书。同时，关于CD相关癌的图片也很少。此外，也没有比较UC和CD癌变病例的研究。在日本，有关肛门直肠癌确诊病例的图片也很少见，但正在慢慢增加。

此外，许多IBD相关癌都是难以诊断的浅表病变。周围区域炎症性变化的存在使诊断更加困难。在欧美国家也有人指出，这是因为主要病变中的隆起型病变的数量是有限的。Jaramillo等报道，67%的UC在内镜下检测到的肿瘤（高度异型增生或低度异型增生）形态是平坦的[13]。Sugimoto根据SCENIC共识对UC相关高度异型增生或早期癌病例的内镜形态进行了分类[14]。Sugimoto将39例不典型病变的内镜形态分类为早期癌，其中64%为隆起型（48.7%为浅表隆起型），30.9%为平坦型，5.1%为凹陷型。换句话说，大多数大体图像是浅表隆起型或非息肉状的。此外，当病变周围有炎症时，很难看到病变变红（这是检测病变的重要机会），并且病变边界变得不清晰（46%的病变边界明显，54%的病变边界模糊）。因此，浅表性癌的高患病率使得病变的检测变得困难，并且IBD相关癌经常被遗漏。

检测中存在大量的UC漏诊病变。在Wang的研究中，精确评估了漏诊病变的比例，CD患者中为15%，UC患者中为16%，而非IBD患者中仅为5.8%[15]。据Wang介绍，患有IBD的CRC患者中，间期癌患者的比例是正常CRC患者的3倍。根据Sanduleanu和Rutter的研究[16]，间期癌的定义为在首次内镜检查阴性后通过监测发现的CRC。根据St Mark医院40年来的UC监测随访数据发现，一半以上的CRC与间期癌相关。在过去10年中，被记录的间期癌患者的比例逐渐下降[17]，其中不包括不适当的监测情况（检查不充分、检查间隔不适当）、不完全切除和次优监测。这表明内镜加随机活检这种常规的监测方法可能有局限性。因此，提高内镜医生对CRC病变形态的认识、熟练操作并进行适当的活检是很重要的[16]。

2 掌握对照分析手术切除标本的内镜所见及病理所见

IBD相关癌的黏膜边界通常难以识别。周围的异型增生和分化良好的癌也使得其与非癌区域的边界难以辨别。视觉类型主要由内镜图像确定。异型增生或癌的定义可靠吗？当边界难以识别时，我们如何确定癌的大体类型？是由内镜检查结果独自确定，还是考虑由组织病理学检查确定？如果病变是被完全限定的，那么多个病变应该更容易检测。在这本书中，我们将提供"病例分享"来讨论这些病变的大体类型。

3 构建合理监测所必需的诊断流程

讨论哪些发现有助于检测早期癌是有意义的。此外，如果我们能根据患者的发病风险将这些方法总结起来并将它们与算法相联系，这将更有意义。主流观点认为，对于内镜技术来说，染色内镜+靶点活检优于白光+随机活检，但仍需探索更优的方式。因此，有必要为临床内镜医生构建一个合理的诊断流程。

4 提出并考虑散发性癌和IBD相关癌之间的病理学差异

在笔者所在机构，我们的基本立场是对于所有IBD手术病例制备切除标本的完整切片进行病理分析，我们的研究结果随着IBD相关癌的增加而积累。因此，我和我的4位同事一同策划了这本书，以切除标本的大体图像为基本图像，通过比较内镜图像和病理图像来解决这个问题。

在这本书中，开头有4篇评论文章，主要内容为：①基于SCENIC共识的UC癌变的内镜诊断（部位、诊断时机、精确成像和监测程序）。②CD癌变的特征：致癌部位（小肠、结肠、直肠和肛管），大体特征，以及与UC相关癌的差异。③UC致癌和CD致癌病例的病理及其之间的差异。④UC致癌的回顾性发展过程。这样做是为了分析在连续监测过程中发现的间期癌病例的先前内镜图像，分析应如何获取局部发现。其中一些间期癌内镜图像，可用于估计进展速率[18]。我们相信，这种分析可能有助于早期诊断癌，并了解癌的进展速度。尽管它涉及主观判断，但通常可以识别出直肠乙状结肠中容易发现的前期病变。

接下来，在图谱部分，我们提供了UC相关肠癌的病例分享（分为早期癌和进展期癌两部分），以及CD相关肠癌（小肠癌、结肠癌、直肠癌和肛管癌）的病例分享。在所有病例中，切除标本都是从患者身上合理获得的。单纯异型增生的病例不包括在本书中。众所周知，国际上对异型增生的组织学诊断并不统一，也很难区分低异型性和高异型性，所以最好将异型增生描述为瘤变。本书中的病理诊断区分了癌状态与非癌状态；当不能被诊断为肿瘤时，就用"异型上皮"这个术语来描述。

请在理解上述立场的情况下阅读本书。

参考文献

[1] Uchino M, Ikeuchi H, Hata K, et al：Changes in the rate of and trends in colectomy for ulcerative colitis during the era of biologics and calcineurin inhibitors based on a Japanese nationwide cohort study. Surg Today 49：1066-1073, 2019.

[2] The Paris endoscopic classification of superficial neoplastic lesions：esophagus, stomach, and colon：November 30 to December 1, 2002. Gastrointest Endosc 58（6 Suppl）：S3-43, 2003.

[3] Laine L, Kaltenbach T, Barkun A, et al：SCENIC international consensus statement on surveillance and management of dysplasia in inflammatory bowel disease. Gastrointest Endosc 81：489-501, e26, 2015.

[4] Watanabe T, Ajioka Y, Mitsuyama K, et al：Comparison of targeted vs random biopsies for surveillance of ulcerative colitis-associated colorectal cancer. Gastroenterology 151：1122-1130, 2016.

[5] Uchino M, Ikeuchi H, Hata K, et al：Intestinal cancer in patients with Crohn's disease：A systematic review and meta-analysis. J Gastroenterol Hepatol 36：329-336, 2021.

[6] Yano Y, Matsui T, Hirai F, et al：Cancer risk in Japanese Crohn's disease patients：investigation of the standardized incidence ratio. J Gastroenterol Hepatol 28：1300-1305, 2013.

[7] Yasukawa S, Matsui T, Yano Y, et al：Crohn's disease-specific mortality：a 30-year cohort study at a tertiary referral center in Japan. J Gastroenterol 54：42-52, 2019.

[8] Jess T, Simonsen J, Jørgensen KT, et al：Decreasing risk of colorectal cancer in patients with inflammatory bowel disease over 30 years. Gastroenterology 143：375-381, 2012.

[9] Castaño-Milla C, Chaparro M, Gisbert JP：Systematic review with meta-analysis：the declining risk of colorectal cancer in ulcerative colitis. Aliment Pharmacol Ther 39：645-659, 2014.

[10] King D, Reulen RC, Thomas T, et al：Changing patterns in the epidemiology and outcomes of inflammatory bowel

disease in the United Kingdom：2000-2018. Aliment Pharmacol Ther 51：922-934, 2020.

[11] Matsumoto T, Iwao Y, Igarashi M, et al：Endoscopic and chromoendoscopic atlas featuring dysplastic lesions in surveillance colonoscopy for patients with long-standing ulcerative colitis. Inflamm Bowel Dis 14：259-264, 2008.

[12] Soetikno R, Sanduleanu S, Kaltenbach T：An atlas of the nonpolypoid colorectal neoplasms in inflammatory bowel disease. Gastrointest Endosc Clin N Am 24：483-520, 2014.

[13] Jaramillo E, Watanabe M, Befrits R, et al：Small, flat colorectal neoplasias in long-standing ulcerative colitis detected by high-resolution electronic video endoscopy. Gastrointest Endosc 44：15-22, 1996.

[14] Sugimoto S, Naganuma M, Iwao Y, et al：Endoscopic morphologic features of ulcerative colitis-associated dysplasia classified according to the SCENIC consensus statement. Gastrointest Endosc 85：639-646, e2, 2017.

[15] Wang YR, Cangemi JR, Loftus EV, et al：Rate of early/missed colorectal cancers after colonoscopy in older patients with or without inflammatory bowel disease in the United States. Am J Gastroenterol 108：444-449, 2013.

[16] Sanduleanu S, Rutter MD. Interval colorectal cancers in inflammatory bowel disease：the grim statistics and true stories. Gastrointest Endosc Clin N Am 24：337-348, 2014.

[17] Choi CH, Rutter MD, Askari A, et al：Forty-year analysis of colonoscopic surveillance program for neoplasia in ulcerative colitis：An updated overview. Am J Gastroenterol 110：1022-1034, 2015.

[18] Yamasaki K, Matsui T, Hisabe T, et al：Retrospective analysis of growth speed of 54 lesions of colitis-associated colorectal neoplasia. Anticancer Res 36：3731-3740, 2016.

2. 炎症性肠病肿瘤性病变的内镜诊断

松本主之

1　引言

众所周知，炎症性肠病患者是结直肠癌的高危人群。特别是与溃疡性结肠炎（UC）相关的结直肠癌的累积发病率在UC的初次诊断后25年增加至约10%。此外，日本UC患者的数量正在增加，预计未来UC相关肿瘤性病变（UCAN）的发生率将会增加。在本书中，我们描述了炎症性肠病患者结直肠内镜肿瘤监测、SCENIC共识和Frankfurt高级染色内镜下病变（FACILE）中UCAN的内镜诊断，并讨论了UCAN内镜诊断存在的问题。

2　UC的内镜监测

众所周知，UCAN的危险因素包括幼年发病、长期和广泛病变、慢性持续性炎症和并发原发性硬化性胆管炎[1]。另一方面，欧美国家医生的传统观点认为UCAN发生在结肠深部，但最近发现它发生在远端结肠，即直肠和乙状结肠[2]。

20世纪80年代以来，结肠镜监测已被推荐用于早期发现UCAN。当时，即使是存在UCAN也难以诊断，因此除了对怀疑有UCAN的患者加做活检（靶向活检）外，还建议从明显非肿瘤性的平坦黏膜上获取活检组织（随机活检）[1]。从那时起，尽管以图像增强内镜为代表的内镜设备取得了显著发展，但人们对于用于诊断或治疗UCAN的特定技术尚未达成共识。

3　SCENIC共识

1　创建方法

SCENIC于2014年召开，是关于SC和肿瘤治疗的国际共识会议[3-4]。本次国际会议提前准备了10个临床问题（CQ）及其系统性综述。在此基础上，发布了两次会议声明并进行了表决。

另一方面，负责术语的成员召开了筹备会议，讨论了染色内镜检查方法、腺瘤和异型增生的鉴别以及UCAN大体分类方法及其描述。最后，根据日本大肠癌实施规范，采用巴黎国际分类法[5]进行大体分类，仅通过随机活检检测到的病变被描述为不可见病变。对于腺瘤和异型增生之间的区别没有达成共识。

2 主要声明

❶ 对于监测内镜，建议使用染色内镜而不是白光内镜（85%一致，强烈推荐，证据等级中）

Meta分析结果显示，白光内镜和染色内镜检查对UCAN在靶向活检中的诊断率分别为7.5%和14.1%。这一结果导致上述声明以相对较高的一致率和中等程度的证据获得通过。随后报道的Meta分析也证明了染色内镜检查的优越性[6]。

❷ 在监测内镜中NBI内镜不能作为染色内镜的替代（90%一致，弱推荐，证据等级中）

染色内镜下UCAN的检出率高于NBI内镜，但染色内镜的检查时间明显较长。因此，上述声明获得通过。随后，一项使用第二代NBI的研究证实了其非劣效于染色内镜[7]。除NBI外、LCI、BLI和细胞内镜检查也相继被报道可用于诊断UCAN的存在。图像增强内镜检查对UCAN的诊断将在FACILE中进行讨论，并且有必要将日本在该领域的临床数据传播出去。

❸ 在完全内镜下切除可切除的肿瘤性病变后，建议继续进行内镜监测，而不是施行结直肠切除术（隆起型病变：100%一致，强烈推荐，证据等级低；扁平病变：80%一致，弱推荐，证据等级低）

这个临床问题从根本上改变了UCAN的治疗。之所以采用这个声明，是因为在内镜下切除隆起型UCAN后随访病例的Meta分析中显示，UCAN的发病率是可以接受的。然而，该声明没有定义"内镜下可切除"的病变，也未考虑诸如"完全"或"不完全"切除的范围、深度、组织学或分化等标准。在随后报道的14篇Meta分析中，接受内镜治疗的UC患者中，结直肠癌的累积发生率为每年2/1000，低于UC患者的结直肠癌发病率（每年14/1000）[8]。

❹ 内镜下无法识别的肿瘤病变建议转诊给具有染色内镜专业知识的炎症性肠病专家进行诊断和治疗（100%一致，弱推荐，证据等级低）

本推荐涉及随机活检中阳性的UCAN。仅通过随机活检检测到的UCAN约占所有UCAN的10%，并且明确指出应在考虑内镜治疗的情况下重新检测这些病变。另一方面，在SCENIC上讨论了随机活检的利弊，但没有得出明确结论。这是由于没有随机活检的证据，讨论以经验主义告终。此后出现了许多结果相互矛盾的临床研究报告[9-10]，预计未来将继续讨论该问题。

3 SCENIC共识的影响

20世纪80年代提出的异型增生相关性病变或肿块（DALM）被定义为"组织学上与异型增生一致的严重隆起型病变"，同时DALM阳性的病例常伴有结肠其他部位的侵袭性癌。DALM在此后被用作施行结直肠切除术的标志物[11]。随后，DALM开始成为隆起型UCAN的通用术语。然而，在SCENIC共识被广泛使用后，Riddell等建议避免使用"DALM"一词，并根据SCENIC共识的大体分类对其进行描述，因为在UC中很难区分腺瘤和异型增生[12]。

另一方面，过去在欧洲国家和美国报道的UC监测内镜的建议和指南中未提及内镜治疗，而自SCENIC共识提出后，UCAN的内镜治疗已被认为是患者管理指南中的一种选择[2]。

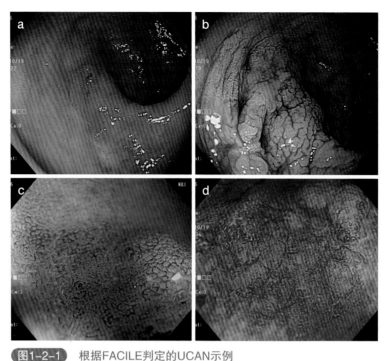

图1-2-1 根据FACILE判定的UCAN示例

笔者判断病变为脂肪凹陷，周围黏膜内或上无破溃，与周围黏膜色调几乎一致，边界清晰，微表面结构不规则，微血管结构不规则。最终诊断为高分化腺癌，残留于黏膜内，不伴有异型增生

4 FACILE[12]

在SCENIC共识中，染色内镜检查被证实是内镜监测的基本技术。然而，图像增强内镜检查是目前结直肠癌的主要观察方法。因此，在FACILE国际会议上，研究者试图通过NBI、i-SCAN和FICE等图像增强内镜监测来寻找UCAN的特征性病变。具体而言，该研究包括参与者使用常规、染色和图像增强内镜监测观察到的UCAN和非肿瘤性病变。在这些病变中，由其他机构内镜监测发现的病变结果被独立提取出来，并利用统计学方法提取了这些肿瘤性病变的特征性检查结果，同时这些检查结果在专业内镜医生间获得了高度一致性共识。

一个实际的例子如图1-2-1所示。检查项目包括大体类型（根据SCENIC分类）、拟诊病变内及周围黏膜有无溃疡、病变边界、色调、微表面结构和微血管结构。结果显示，大体类型（表面类型的优势比：11.6）、不规则微血管结构、细微表面结构和病变内无溃疡被提取为提示肿瘤性病变的显著特征。这些结果表明，在UCAN的内镜诊断中，应关注没有溃疡的浅表病变、增强图像观察、规则的微表面结构和不规则的微血管结构对肿瘤性病变的诊断有一定价值。然而，关于这一发现的专家共识仅为中等证据水平，上述共识的可重复性并未得到证实。

因此，在世界范围内，人们正在对UCAN的内镜诊断做出努力。然而，UCAN的内镜表现较普通结直肠癌更为多样，并且这些表现与组织病理学图像之间的关系尚未得到充分研究。另一方面，利用比FACILE更详细的放大内镜监测和治疗UCAN的内镜诊断项目正在日本进行，并已经提出了UC的各种放大内镜发现特征。我们相信这本书中描述的炎症性肠病相关癌的特征将为未来的临床实践和研究提供重要的信息。

5　结论

我们通过介绍SCENIC共识和FACILE两个项目，阐述了UCAN内镜诊断的现状和未来发展。我们希望大家仔细阅读本书中的案例，并结合这些信息了解UCAN的特点。

参考文献

[1] Riddell RH, Goldman H, Ransohoff DF, et al：Dysplasia in inflammatory bowel disease：standardized classification with provisional clinical applications. Hum Pathol 14：931-968, 1983.

[2] Beaugerie L, Itzkowitz SH：Cancers complicating inflammatory bowel disease. N Engl J Med 372：1441-1452, 2015.

[3] Laine L, Kaltenbach T, Barkun A, et al：SCENIC international consensus statement on surveillance and management of dysplasia in inflammatory bowel disease. Gastrointest Endosc 81：489-501.e26, 2015.

[4] Laine L, Kaltenbach T, Barkun A, et al：SCENIC international consensus statement on surveillance and management of dysplasia in inflammatory bowel disease. Gastroenterology 148：639-651.e28, 2015.

[5] Participants in the Paris Workshop：The Paris endoscopic classification of superficial neoplastic lesions：esophagus, stomach, and colon. Gastrointest Endosc 58：S3-S43, 2003.

[6] Feuerstein JD, Rakowsky S, Sattler L, et al：Meta-analysis of dye-based chromoendoscopy compared with standard- and high-definition white-light endoscopy in patients with inflammatory bowel disease at increased risk of colon cancer. Gastrointest Endosc 90：186-195, 2019.

[7] Bisschops R, Bessissow T, Dekker E, et al：Pit pattern analysis with high-definition chromoendoscopy and narrow-band imaging for optical diagnosis of dysplasia in patients with ulcerative colitis. Gastrointest Endosc 86：1100-1106. e1, 2017.

[8] Mohan BP, Khan SR, Chandan S, et al：Endoscopic resection of colon dysplasia in patients with inflammatory bowel disease：a systematic review and meta-analysis. Gastrointest Endosc 93：59-67.e10, 2021.

[9] Watanabe T, Ajioka Y, Mitsuyama K, et al：Comparison of targeted vs random biopsies for surveillance of ulcerative colitis-associated colorectal cancer. Gastroenterology 151：1122-1130, 2016.

[10] Moussata D, Allez M, Cazals-Hatem D, et al：Are random biopsies still useful for the detection of neoplasia in patients with IBD undergoing surveillance colonoscopy with chromoendoscopy? Gut 67：616-624, 2018.

[11] Chiu K, Riddell RH, Schaeffer DF：DALM, rest in peace：A pathologist's perspective on dysplasia in inflammatory bowel disease in the post-DALM era. Mod Pathol 31：1180-1190, 2018.

[12] Iacucci M, McQuaid K, Gui XS, et al：A multimodal（FACILE）classification for optical diagnosis of inflammatory bowel disease associated neoplasia. Endoscopy 51：133-141, 2019.

3. 克罗恩病相关下消化道癌

二見喜太郎

1　引言

　　克罗恩病（CD）具有与溃疡性结肠炎（UC）相同的致癌风险[1]，而且在日本，随着长期患病人数的增加，克罗恩病相关癌病例的数量也在增加[2]。但是克罗恩病并发癌症的病例数远低于溃疡性结肠炎并发癌症的病例数。此外，因为整个胃肠道都有发生克罗恩病的风险，而内镜检查受限于狭窄、瘘管和肛门病变，所以克罗恩病相关胃肠道癌的形态学分析并不完善。克罗恩病相关癌在直肠和肛门区域的发生率很高。在本章中，我们聚焦于诊断，介绍了我们在克罗恩病相关下消化道癌方面的诊断经验，并描述了当前的诊断常见问题[3]。在正文的第三部分有相关的病例描述。癌症病变的描述基于《日本结直肠癌、阑尾癌和肛门癌分类（第9版）》[4]。

2　笔者所在医院的病例筛选

　　截至2020年12月，在笔者所在医院因肠道病变行手术治疗的711例克罗恩病患者中，有45例（6.3%）患有下消化道恶性肿瘤：7例小肠癌，4例结肠癌，29例直肠癌和肛门癌，6例直肠类癌（其中1例患者还患有升结肠癌）。这些患者的病变都是小病变（<10 mm）。3例肿瘤经内镜切除，并且这3例通过肠切除后的病理检查确诊。以下对除直肠类癌外的所有肿瘤进行研究。

1 与传统散发的下消化道癌的比较（表1-3-1）

　　将截至2014年12月在笔者所在科室治疗的2333例非克罗恩病的下消化道散发性癌与克罗恩病相关下消化道癌进行比较。克罗恩病患者中发生小肠癌的风险要高得多[5]，直肠癌和肛门癌的发生风险也是如此。克罗恩病相关下消化道癌和下消化道散发性癌的原发癌的部位分布有很大差异。克罗恩病相关下消化道癌患者在确诊时的年龄比散发性癌患者在确诊时的年龄小10岁以上。

　　我们还比较了肿瘤的大体形态学和组织病理学结果。克罗恩病患者倾向于发展为更加具有侵袭性的肿瘤类型（3型、4型和5型）和低分化的组织学类型（低分化腺癌、黏液癌和印戒细胞癌）。此外，克罗恩相关下消化道癌的根治性切除率较低，这也反映了它的高度恶性潜能[6]。

表1-3-1　克罗恩病相关下消化道癌与散发性癌的比较

	克罗恩病相关下消化道癌（40例）	散发性癌（2333例）
肿瘤部位		
小肠癌	17.5%（7）	0.4%（10）
结肠癌	10.0%（4）	57.2%（1335）
直肠癌和肛门癌	72.5%（29）	42.3%（988）
诊断时年龄/岁		
小肠癌	46.0	58.6
结肠癌	50.0	67.7
直肠癌和肛门癌	48.7	64.8
大体类型（3型、4型和5型）	62.5%（25）	8.7%（203）
组织学类型（低分化）	65.0%（26）	14.5%（339）
根治性切除（R0）	65.0%（26）	82.4%（1922）

2　克罗恩病相关下消化道癌的临床表现（表1-3-2）

研究者对40例患有下消化道癌的克罗恩病患者的多种临床因素进行比较，包括肿瘤部位、诊断时年龄、性别、克罗恩病类型、克罗恩病病程、既往肠道手术、医疗检查时机等。发病率计算是基于整个队列711例接受过手术的克罗恩病患者。克罗恩病相关下消化道癌在女性中更常见，并且小肠和大肠中都有克罗恩病的患者更有可能发生肿瘤。在小肠型克罗恩病患者中，观察到3例直肠癌和肛管癌。发生癌症的患者中，克罗恩病的平均病程超过240个月（20年），40例患者中32例有肠道手术史。关于癌症诊断的医疗检查时机，小肠癌只有1例是术前确诊的，而结肠癌有3例。27例手术切除的直肠癌和肛门癌病例中有24例是术前确诊的。

表1-3-2　克罗恩病相关下消化道癌：40例患者的临床特征

	小肠癌（7）	结肠癌（4）	直肠癌和肛门癌（29）
发病率（相比于711例手术患者）	1.0%	0.6%	4.1%
诊断时年龄/岁	46.0	50.0	48.7
性别　男性（502）	0.8%（4）	0.6%（3）	3.2%（16）
女性（209）	1.4%（3）	0.5%（1）	6.2%（13）
克罗恩病类型　小肠型（268例）	0.4%（1）	0%（0）	1.1%（3）
小肠和大肠型（391例）	1.5%（6）	0.8%（3）	6.1%（24）
大肠型（52例）	0%（0）	1.9%（1）	3.8%（2）
克罗恩病病程/月	235.0	226.3	293.0
既往肠道手术	6/7（85.7%）	1/4（25.0%）	25/29（86.2%）
医疗检查时机　术前	1	3	24
术中	2	1	0
术后	3	0	3
非手术	1（触诊颈部淋巴结）	0	2（肝转移）

3 克罗恩病相关小肠癌

1 笔者所在中心的病例分析（表1-3-3）

所有患者均患有回肠癌，包括1例在另一家医院接受手术的患者（小肠和大肠型）。在笔者所在科室治疗的6例患者中，有1例为40岁男性，因难治性多发性肛瘘转诊，通过挂线引流和生物制剂治疗成功，然而，他随后出现了肛门狭窄。癌症随诊7年后，在因回肠狭窄行回盲部切除术后，在吻合口的口侧发现一个红斑性息肉，并通过活检检测到异型上皮（病例1）。2例患者在术中诊断为回肠癌并发明显肠梗阻而行手术切除，但由于腹膜播散，没有完全治愈。1例患者肿瘤标志物水平较高，PET-CT显示氟脱氧葡萄糖蓄积，但是很难区分肿瘤和炎症，而且内镜无法到达回肠病变部分。另1例有严重肠梗阻的患者，通过肠梗阻导管和CT造影，无法将其与克罗恩病变区分开来（病例2）。该患者有两处癌性病变，一处位于狭窄处，另一处位于旁路手术后的盲袢处，这被认为是导致癌症并发症的危险因素[7]。

表1-3-3 克罗恩病相关小肠癌：7例患者的临床和病理特征

回肠病变数	单发：5；多发：2（1例患者有2处病变，1例患者有4处病变）
病理学结果	ⅠaTis通过监测诊断为高分化（伴异型上皮）
	ⅡbTis高分化
	ⅡcT1a高分化+Ⅱa Tis 3处高分化病变（伴异型上皮）〕术后诊断
	1型 T2高分化
	3型 T4a高至中分化 2处病变P（+）
	4型 T3高分化P（+）〕术中诊断
	3型 Tx高分化和低分化M（LN）（不可切除）
癌症症状	肠梗阻症状4例，无症状3例
克罗恩病病变	狭窄病变9处，非狭窄病变1处，旁路手术后盲袢处肠道病变1处
小肠镜	活检诊断2例，无法活检1例
小肠X线片	怀疑癌1例，明确的克罗恩病病变5例
影像学检查	癌症诊断CT 0/6、MRI 0/1、PET 1/1（怀疑癌）
肿瘤标志物	CEA阳性1/5，CA1-9阳性2/5

在2例患者中，根据术后病理结果显示，在狭窄的纵向溃疡周围确诊有早期癌。1例患者有4处病变，但它们是小病变，即使根据切除标本的病理检查也不能诊断为癌（病例3）。1例未接受手术的患者，发现左侧颈部淋巴结转移后，通过小肠镜检查证实为原发性回肠癌（病例5）。3例早期癌的形态包括1个Ⅱc期黏膜下浸润性（SM）癌和5个隆起的黏膜癌。所有病变均为高分化腺癌，其中2例病变周围黏膜伴有异型上皮。此外，7例癌都位于严重狭窄病变处。

2 克罗恩病相关小肠癌的诊断

虽然克罗恩病相关小肠癌的发生率较低，但克罗恩病患者中发生小肠癌的相对风险非常高，并且主要见于回肠[5]。术前诊断通常很困难[8-9]。我们使用了几种不同的方法对我们的患者进行克罗恩病相关小肠癌的诊断。5例患者在术前进行肿瘤标志物（CEA、CA19-9）水平检查，其中2例被诊断为Ⅳ期疾病。

因此，肿瘤标志物评估可用于癌症检测，但它不能识别早期疾病[10]。影像学检查也可用于诊断。PET仅在1例患者的病变中显示有积聚，但由于狭窄和粘连，小肠镜无法到达病变处。由于病变处严重狭窄，CT和MRI无法进行癌症诊断。因此，这些患者可能需要进行其他影像学检查。但是，双气囊小肠镜因为其侵袭性，并且难以到达病变处，所以不适合用于监测。胶囊内镜不适合狭窄处病变。将来，应在内镜检查期间对异常结果进行活检（如病例4），并需要一个将超声造影[11]与CT、MRI和PET相结合的诊断方法[12]。特别是对于病程较长的患者，考虑到有癌变的可能性，应始终进行系统的影像学检查。对于难治性病例，应考虑将手术作为预防措施。

克罗恩病的外科治疗原则是最小限度切除或狭窄成形术，以消除并发症和保留肠道。相反，对于癌，包括淋巴结清扫在内的广泛切除是标准疗法。因此，这些手术方式是相互冲突的。考虑到这些相互冲突的情况，术中诊断应该是最好的方法，对所有怀疑为癌的部位进行快速病理学诊断[13]。最棘手的问题是术后确诊的患者的治疗。在这些研究病例中，有2例患者是在术后确诊的，尽管由于他们为早期癌而没有进行额外的手术，但如果癌进展，则应考虑再次手术。淋巴结转移的存在与否是决定是否追加手术的一个因素。而且推荐做淋巴结的常规病理学检查，它也可用于非干酪性上皮样肉芽肿的检测[3]。

4 克罗恩病相关结直肠癌和肛门癌

1 笔者所在医院的病例分析（表1-3-4、表1-3-5）

笔者所在医院有4例伴有接触癌的克罗恩病患者（3名男性和1名女性），其中3人是第一次接受手术。1例升结肠癌患者因为腹痛和出血症状行内镜检测时被确诊（2型，高至中分化腺癌，ⅢA：P0H0N1SE）。1例患者3年未定期就诊，后因主诉腹痛，经内镜确诊（病例7）。1例横结肠病变伴肠梗阻的患者，根据造影检查结果显示硬结样改变，强烈怀疑癌，但因严重狭窄和非癌组织的覆盖，无法通过活检确诊，术中才得到确诊（病例8）。1例复发性回肠克罗恩病在术前结肠镜检查中被诊断为乙状结肠肿瘤，并且它是黏膜下癌，没有癌相关的症状（病例6）。在4例患者的连续切片的病理检查中，周围黏膜均未发现异型上皮。所有患者均行根治性切除术，但是两名进展期癌患者由于腹膜播散而复发。

表1-3-4 克罗恩病相关结肠癌：4例患者的临床和病理特征

病变部位	升结肠2例，横结肠1例，乙状结肠1例	
病理学结果	升结肠 [Ⅲa] 2型 T4a高分化	
	升结肠 [Ⅲc] 3型 T4a黏液性	治愈切除
	横结肠 [Ⅲc] 3型 T4a黏液性	
	乙状结肠 [Ⅰ] Ⅰs T1a高分化	
癌症症状	升结肠：1例患者出现腹痛+贫血，1例患者出现腹痛+排便频率增加	
	横结肠：1例患者伴有肠梗阻	
	乙状结肠：1例患者无症状	
内镜活检	癌症诊断 3/4（1例无法诊断为癌症）	
增强肠造影	癌性病变 4/4	
影像学检查	癌症诊断使用CT 1/4，使用MRI 1/1	
肿瘤标志物	CEA阳性 0/4，CA19-9阳性 0/4	

表1-3-5 克罗恩病相关直肠癌和肛门癌：29例患者的临床和病理特征

侵占区域	Ra 3，Rb 2，RbP 9，PRb 6，P 9
大体分型	0型：4；1型：2；2型：2；3型：3；4型：6；5型：11；未知：1
病理学结果	高分化6，高至中分化1，高至低分化（黏液性）2 中至低分化2，低分化（黏液性）1，印戒细胞1 黏液15，低分化神经内分泌性1
分期 癌症症状 诊断	0：4；Ⅰ：0；Ⅱa：10；Ⅱb：1；Ⅱc：2；Ⅲa：0；Ⅲb：1；Ⅲc：4；Ⅳ：7 20例（疼痛15，出血4，黏液分泌物4等） 经肛门活检13，内镜活检12，术后3，细胞学检查1

影像学表现	癌变	癌症或炎症	无病变
CT	9/26（34.6%）	4/26（15.4%）	13/26（50.0%）
MRI	6/19（31.6%）	6/19（31.6%）	8/19（42.1%）
PET	1/3（33.3%）		2/3（66.7%）

肿瘤标志物 手术治疗	CEA 14/29（48.3%）；CA19-9：5/27（18.5%） 切除24（R0 18；R1 5；R2 1），未切除5

发现29例克罗恩病患者有直肠癌和肛门癌[14-15]。在这些患者中，直肠癌和肛门癌在女性中更常见。克罗恩病的疾病类型如下：小肠型3例，小肠和大肠型24例，大肠型2例。20例患者既往接受过肠道手术（范围，1~4次），27例患者有肛门病变。3例肿瘤位于直肠上段，有24例肿瘤侵犯肛管，包括位于直肠下段的肿瘤。24例患者在术前被确诊。手术治疗27例。两例直肠上段肿瘤的患者，有一例患者（3型，低分化腺癌）被诊断为多发性肝转移，另一例是一个因腹膜播散而未行手术的患者（4型，黏液癌）。有4例黏液癌——2例Ⅱa型、1例Ⅱb型和1例Isp+Ⅱb型（病例18），均为扁平至隆起型的高分化腺癌。3例周围黏膜伴有异型上皮。在25例进展期癌中，20例是具有侵袭性（3型、4型和5型）的，21例低分化癌中有16例具有黏液成分。按肿瘤分期，12例为Ⅲa期或Ⅲa期以上伴有淋巴结转移。24例手术切除患者中（切除率82.8%），18例为根治性切除（R0）（根治性切除率62.1%）。周围局部侵犯的病例很多，24例手术切除患者中有10例需要联合邻近器官切除。在5例未切除的患者中，有3例为高度局部浸润伴远处转移。

2 直肠癌和肛门癌伴和不伴癌症相关症状的比较（表1-3-6）

29例直肠癌和肛门癌患者中，20例因癌症相关症状而被确诊。15例患者表现为持续性的疼痛，4例患者有黏液排出，还有4例患者表现为出血。发病至确诊的平均时间为4.2个月。触诊时有明显的硬块和压痛。所有患者均为进展期癌，12例患者为Ⅲa期癌甚至还有淋巴结阳性。1例患者进行了直肠灌洗细胞学检查，诊断为Ⅲa期癌（病例13）。13例患者出现肿瘤标志物水平升高。有10例患者的影像学检查（CT和MRI）提示癌性病变，但是有4例患者的影像学检查无法鉴别是肿瘤还是克罗恩病病变。有1例结直肠吻合术后确诊的患者需要额外进行手术切除。该患者术前多次内镜下活检均为阴性，但直肠切除术后，切除直肠的病理检查结果为早期癌。

9例无癌症症状的患者中，6例经内镜确诊为癌，包括2例黏膜绒毛状改变（病例12和病例14）、1例黏膜不规则红斑（病例9）、1例红斑性息肉（病例18）、1例轻度隆起型病变和1例扁平状红斑。2例因

表1-3-6　29例克罗恩病相关直肠癌和肛门癌：有症状患者和无症状患者的比较

	有症状的癌症（20例）	无症状的癌症（9例）
Ra/Rb/RbP/PRb/P 分期：0+Ⅰ/Ⅱa+b+Ⅱc/Ⅲa+Ⅲb+Ⅲc/Ⅳ	2/1/7/6/4 0/8/5/7	1/1/2/0/5 4/5/0/0
活检诊断：内镜检查 　　　　经肛门 　　　　术后	6 13（细胞学1） 1	6 1 2
癌症症状持续时间/月 影像学表现（癌性病变） 肿瘤标志物阳性	4.2（1~21） CT 9/19，MRI 6/15，PET 1/1 13/20	CT 0/7，MRI 0/4，PET 0/2 1/9
手术治疗 　┌联合邻近器官切除 　└联合克罗恩病的病变切除	切除15（R0 9），未切除5 10 5	切除9（R0 9） 0 1

多次肛门直肠手术导致肛门直肠功能障碍的患者，根据切除后的组织学检查结果进行诊断。所有患者均无淋巴结转移，1例肛管黏膜内高分化腺癌的患者存在CEA水平升高，但手术后恢复正常。

　　20例有癌症症状的患者中有5例属于不可切除的肿瘤，其余15例患者中有10例需要切除邻近器官，其中6例患者进行了全盆腔器官切除术。9例患者R0切除，5例患者R1切除，1例患者R2切除；15例患者中有10例术后复发。9例无癌症症状的患者均不需要切除邻近器官。在这9例患者中，平均观察期为107.3个月（16~337个月），仅1例患者（Ⅱa期）在术后35个月出现局部复发[16]。

　　ECCO指南指出肛管癌经常与肛瘘相关[17]。因此，人们常常错误地认为肛管癌起源于肛瘘。然而，我们仅在1例患者的病理学检查上观察到瘘管起源（病例17）。黏液癌的诊断是从瘘管的离体组织中得出来的，病变很小，如果没有经验丰富的病理学专家的帮助，诊断会很困难。手术标本的连续切片显示肛管黏膜与分化非常良好的腺癌相关，这为深入了解克罗恩病相关肛管癌的致癌因素提供了有价值的见解。此外，在早期癌患者的瘘管中没有异型上皮（病例18）。肛门溃疡型癌（病例16）和两个肿块型癌来源于直肠黏膜，而不是来源于瘘管[18]。

3　结直肠癌和肛门癌的诊断

　　与溃疡性结肠炎一样，建议对克罗恩病相关的结直肠癌进行内镜监测[19]。然而，由克罗恩病的病变导致的狭窄、瘘管和顽固性肛门病变会妨碍最终的内镜检查。幸运的是，我们研究中的3例结肠癌患者是第一次接受手术，并且仅有轻微的肛门直肠病变。所有患者均在常规门诊通过内镜活检确诊。

　　在典型病例中，直肠-肛门区可直接触及，根据肛门区的大体检查结果就可以怀疑是癌（病例10）。即使肛周没有任何发现，直肠指诊时触诊的压痛和硬块也被认为是癌的重要表现（病例11和病例20）。

　　直肠癌和肛管癌在日本很常见，目前正在研究通过经肛门和内镜活检进行癌症监测。内镜表现包括黏膜炎症[20]、红斑性息肉和红斑性病变。如有可疑的发现，如病例9，应仔细考虑活检部位，并重复活检。为了通过内镜检查鉴别早期癌，应该如对溃疡性结肠炎患者所讨论的那样，对病变进行有针对性的活检。

根据我们的经验，在肿瘤进展超过 Ⅱ 期和转移到淋巴结之前进行诊断是至关重要的，可以防止过多的手术负担，并获得良好的预后。虽然一些报告[6]已经确定一些症状的变化可作为癌症诊断的触发因素，比如疼痛和黏液便，但当症状出现时，癌已经处于相当晚期，所以在没有癌症症状的阶段诊断癌症是改善患者预后的先决条件[16]。我们以前报道过，肛门直肠区域的活检很有用[10]。通过内镜进行针对性的活检是诊断早期癌最重要的工具，内科医生、外科医生、直肠科医生和病理医生之间的密切合作对于早期诊断至关重要，例如对于难以在门诊检查的肛门狭窄患者，可以在麻醉下同时进行扩肛和内镜检查。

5 结论

癌症是克罗恩病的罕见并发症，但它是直接影响预期寿命的重要并发症。并发癌症的克罗恩病患者预后比传统散发性癌患者差。并且癌症在年轻时发病，与生活质量密切相关。因此，迫切需要建立一种将各种检查与病变分析相结合的监测方法。除了与肿瘤内科医生和放射科医生合作确定多学科治疗方法外，还必须研究难治性病变的手术指征以预防癌症。

最后，我们希望这本书能促进克罗恩病相关下消化道癌治疗的发展。

参考文献

[1] Zisman TL, Rubin DT：Colorectal cancer and dysplasia in inflammatory bowel disease. World J Gastroenterol 14：2662-2669, 2008.
[2] Higashi D, Katsuno H, Kimura H, et al：Current state of and problems related to cancer of the intestinal tract associated with Crohn's disease in Japan. Anticancer Res 36：3761-3766, 2016.
[3] 二見喜太郎，東大二郎，平野由紀子，ほか：クローン病に合併した癌に対する手術．手術 71：1029-1038，2017.
[4] 大腸癌研究会（編）：大腸癌取扱い規約　第 9 版．金原出版，東京，2018.
[5] Canavan C, Abrams KR, Mayberry J：Meta-analysis：colorectal and small bowel cancer risk in patients with Crohn's disease. Aliment Pharmacol Ther 23：1097-1104, 2006.
[6] 杉田　昭，小金井一隆，辰巳健志，ほか：クローン病に合併する直腸肛門管癌．日消誌 110：396-402，2013.
[7] Greenstein AJ, Sachar D, Pucillo A, et al：Cancer in Crohn's disease after diversionary surgery. A report of seven carcinomas occurring in excluded bowel. Am J Surg 135：86-90, 1978.
[8] Piton G, Cosnes J, Monnet E, et al：Risk factors associated with small bowel adenocarcinoma in Crohn's disease：a case-control study. Am J Gastroenterol 103：1730-1736, 2008.
[9] 池内浩基，内野　基，松岡宏樹，ほか：クローン病の癌化と今後の対策．Intestine 14：505-510，2010.
[10] 二見喜太郎，東大二郎，永川祐二，ほか：Crohn 病発癌症例の診断・治療・予後．消化器外科 36：97-105，2013.
[11] 畠　二郎，今村祐志，眞部紀明，ほか：消化管の体外式超音波．胃と腸 51：917-926，2016.
[12] 野口篤志，渡辺憲治，味岡洋一，ほか：再発を来した Crohn 病関連小腸癌の 1 例．胃と腸 49：1339-1345，2014.
[13] 杉田　昭，小金井一隆，辰巳健志，ほか：クローン病に合併した小腸癌の外科治療．Intestine 19：399-404，2015.
[14] Thomas M, Bienkowski R, Vandermeer TJ, et al：Malignant transformation in perianal fistulas of Crohn's disease：a systematic review of literature. J Gastrointest Surg 14：66-73, 2010.
[15] Yano Y, Matsui T, Uno H, et al：Risks and clinical features of colorectal cancer complicating Crohn's disease in Japanese patients. J Gastroenterol Hepatol 23：1683-1688, 2008.
[16] Hirano Y, Futami K, Higashi D, et al：Anorectal cancer surveillance in Crohn's disease. J Anus Rectum Colon 2：145-154, 2018.
[17] Annese V, Beaugerie L, Egan L, et al：European evidence-based consensus：Inflammatory bowel disease and malignancies. J Crohns Colitis 9：945-965, 2015.
[18] 西上隆之，片岡竜貴，佐藤鮎子，ほか：クローン病に合併した痔瘻癌の起源．Intestine 14：517-520，2010.
[19] Freidman S, Rubin PH, Bodian C, et al：Screening and surveillance colonoscopy in chronic Crohn's colitis：Results of a surveillance program spanning 25 years. Clin Gastroenterol Hepatol 6：993-998, 2008.
[20] 江崎幹宏，池上幸治，河内修司，ほか：消化管悪性疾患の特徴　小腸・結腸悪性疾患．胃と腸 47：1545-1557，2012.

4. 炎症性肠病相关癌的临床病理特征及病理诊断

岩下明德　田邉　寛

1 引言

溃疡性结肠炎（UC）相关癌和克罗恩病（CD）相关癌具有不同的临床病理特征。在癌变部位上，溃疡性结肠炎相关癌主要发生在广泛性结肠炎型的直肠乙状结肠区，并有发生多种结肠癌的倾向。另一方面，在日本，克罗恩病相关癌主要是发生在直肠和肛门的孤立性黏液癌。两种类型的癌的组织学特征相似且多样，从高分化腺癌到低分化腺癌伴不典型增生。大体图像反映了组织学的多样性和炎症的程度，同时也显示出多种复杂的形态学，并且它们之间的分界不清。下面，我们将介绍炎症性肠病（IBD）相关癌的临床病理特征和病理诊断。

2 炎症性肠病（IBD）相关癌的总体特征

炎症性肠病相关癌的常见特征包括：①病变难以识别；②大体外观不典型；③难以诊断病变的范围和深度。换言之，它不像普通的散发性癌那样呈现单一形状，而常表现为形态多样，边界模糊。这可能是源于两个背景因素，如炎症、溃疡和瘢痕、瘘管和炎性息肉，以及肿瘤本身的性质，包括不典型增生和肿瘤的分化、生长、侵袭方式以及细胞外黏膜变性。在笔者所在机构，所有炎症性肠病患者的标本都被分成阶梯状，癌症患者的所有切片都经过仔细检查。因此，一些早期癌只有在术后组织病理学检查中才能发现。

溃疡性结肠炎相关癌通常范围较广，而大多数克罗恩病相关癌局限于一块相对较小的区域。两者之间的差异可能是由于溃疡性结肠炎呈连续和弥漫性的炎症，克罗恩病则呈不连续和不均匀的炎症。

1 溃疡性结肠炎（UC）相关癌的总体特征

大多数早期癌为凸起、扁平或两者混合（UC病例2～7）。基本上，由于炎症和不典型增生的存在，肿瘤黏膜与周围非肿瘤黏膜的界线非常模糊，使得病变的范围难以确诊，并且一些病变相当广泛（UC病例5、6）。大多数散发的进展期结直肠癌为溃疡-扩张型（2型）。而溃疡浸润型（3型）和弥漫浸润型（4型）在溃疡性结肠炎相关的进展期癌中更为常见。在笔者所在机构，未分类型（5型）和明显的早期癌样病变很常见。散发性癌通常表现为扩张性生长（大面积浸润，马铃薯样浸润），由于血管网的损伤，病变处可出现缺血性坏死、脱垂和溃疡。

然而，在许多溃疡性结肠炎相关癌病例中，由于黏膜内病变未发生溃疡，并在肠壁深部弥漫性生长（分散浸润，根状浸润），因此维持了原有的肠壁层状结构（UC病例12、15）。由于深部细胞外黏膜变性和缺乏纤维间质反应，即使在进展期癌中也有表现为早期癌的病变（UC病例10）。这些生长和浸润方式被认为与基本形态多样有关。

2 克罗恩病（CD）相关癌的总体特征

克罗恩病相关的结直肠癌绝大多数是起源于直肠和肛门的进展期癌，其中大多数是黏液性癌（CD病例10~12、15、17、19、20）。一些病例被认为是由肛周瘘管引起的（CD病例17、19）。在许多病例中，肛门区域高度狭窄，使癌症的临床诊断变得困难。此外，一些分化程度较高的腺癌很难通过活检诊断，需要多次活检来确诊。在笔者所在机构，大多数与直肠和肛门的克罗恩病相关的癌属于5型。在其他部位，有3型（CD病例7、8）和5型，这跟克罗恩病固有的炎性变化有关，如非肿瘤性炎性息肉和溃疡瘢痕（CD病例9），但无论如何，黏液癌在组织学上与直肠-肛门区域的病变同样常见。

在日本，小肠癌并不是常见的并发症，但其大体类型多为3型或4型进展期癌，难以与克罗恩病的炎性改变或狭窄相鉴别（CD病例5），但可以通过术中快速冰冻切片诊断（CD病例2）。早期小肠癌因克罗恩病的炎症和溃疡而改变，术前很难发现（CD病例3）。即使它表现为隆起的病变，也不容易与炎性息肉区分开（CD病例1）。

3 炎症性肠病（IBD）（UC、CD）相关癌的组织病理学特征

炎症性肠病相关癌的组织病理学特征包括：①病变伴不典型增生者高发；②组织学特征多样，包括分化良好和分化不良的腺癌，以及混合性癌；③黏液癌或部分细胞外黏液变性者高发；④免疫组化具有胃黏蛋白表型者高发。这些特征在溃疡性结肠炎相关和克罗恩病相关癌中都很常见。

最初，欧美国家胃肠道不典型增生的概念包括非侵袭性的上皮性肿瘤，即腺瘤和癌等，这与日本不同。基于这一基本概念，1983年Riddell等[1]的炎症性肠病-不典型增生研究组（IBD-DMSG）将溃疡性结肠炎患者的不典型增生定义为结肠上皮的一种明显的肿瘤改变，并指出它可以是溃疡性结肠炎癌前病变的标志或癌症危险因素。他们推荐了目前在美国和欧洲国家广泛使用的发育不良分类。不典型增生不仅见于溃疡性结肠炎，也见于克罗恩病。

另一方面，在日本，经常采用厚生劳动省特定疾病难治性炎症性肠病研究组[2]对溃疡性结肠炎黏膜中发生的异型上皮的组织病理学分类。这种分类区分了可诊断为黏膜内癌和不典型增生的病变。然而，在实际工作中，通常很难区分再生的异型上皮和不典型增生，以及不典型增生和非侵袭性黏膜内癌，并且不典型增生和非侵袭性黏膜内癌之间也没有明确的界线。这种区分对病理学家来说是很有难度的，因为在日本和西方的病理学家之间有很多诊断上的分歧。特别是，仅根据活检材料进行这些测定是极其困难的。在本研究中，笔者所在机构的病例被归类为异型上皮，与上述厚生劳动省研究的溃疡性结肠炎异型上皮组织病理学分类中的UC-Ⅱb（高度怀疑肿瘤改变）和UC-Ⅲ（肿瘤改变，但不能判断为癌）相对

应，不包括明显的腺瘤。在难以区分黏膜内癌和不典型增生的病例中，要将两者一起绘制（UC病例6、10、16）。

炎症性肠病相关癌中的分化癌是分化程度非常高的腺癌，这意味着非典型性非常弱，许多病变表现出细胞分化，如杯状细胞、内分泌细胞和潘氏细胞。因此，当从黏膜的表层获得活检材料时，明确诊断非典型性（癌、炎症或不典型增生）有时相当困难。我们经常遇到这样的病例，术后检查发现肿瘤浸润到黏膜下层时，可以明确诊断（图2-14-3d，病例14）。低分化的腺癌和印戒细胞癌在克罗恩病相关癌患者中也很常见，炎症性肠病相关癌通常表现为低分化到高分化腺癌的混合组织学，而不是单一的组织学（UC病例1、2、17，CD病例7、9、15、20）。炎症性肠病相关癌常伴有黏液性癌成分，包括细胞外黏液变性。我们可以推测炎症性肠病相关癌和常见的散发性黏液癌在发病机制上可能有相似之处。

Ajioka等[3]发现，MUC5AC在癌组织区域以及长期患病的广泛性结肠炎型溃疡性结肠炎患者的周围非肿瘤黏膜中表达。这提示在癌变初期，由于慢性持续性炎症导致结肠黏膜胃化生。在笔者的病例[4]中，63.5%的溃疡性结肠炎相关癌为MUC5AC阳性。他们表现出胃和肠黏蛋白混合表型，高于20%的正常散发性直肠癌。因此，混合胃黏蛋白表型的存在可能有助于区分炎症性肠病相关癌和散发癌（UC病例2～4、10，CD病例6、18）。

4　结论

本文结合病例对炎症性肠病相关肿瘤的临床病理特点和病理诊断进行综述。炎症性肠病相关癌的特征是轮廓模糊，各种大体和组织学图像、免疫组织化学证据表明胃和肠黏液混合表型。因此，建议将所有切除标本分成阶梯状切片，并仔细检查所有切片。然而，即使有了许多病例的经验，诊断仍然不容易。特别是，活检诊断应谨慎和适当地进行，并与临床医生密切协商。

参考文献

[1] Riddell RH, Goldman H, Ransohoff DF, et al：Dysplasia in inflammatory bowel disease：standardized classification with provisional clinical applications. Hum Pathol 14：931-968, 1983.

[2] 武藤徹一郎, 若狭治毅, 喜納　勇, ほか：潰瘍性大腸炎に出現する異型上皮の病理組織学的判定基準—surveillance colonoscopyへの応用を目的とした新判定基準の提案. 日本大腸肛門病会誌47：547-551, 1994.

[3] 味岡洋一, 岩永明人, 渡辺　順, ほか：炎症性腸疾患における癌化・発育進展—潰瘍性大腸炎における大腸癌の組織発生. 胃と腸43：1935-1946, 2008.

[4] 田邉　寛, 岩下明德：潰瘍性大腸炎関連大腸腫瘍の病理診断update. Intestine 22：9-17, 2018.

5. 炎症性肠病相关肠癌的发展和病程

久部高司

近年来，由于炎症性肠病（IBD）患者数量的增加和病程的延长，针对炎症性肠病相关肠癌的对策变得越来越重要。溃疡性结肠炎相关结直肠癌（UCAC）的发生率明显高于普通人群[1]，建议进行结肠镜检查以早期发现[2-4]。据研究报道，结肠镜检查有助于降低结直肠癌的发病率和死亡率[5]。然而，早期发现UCAC往往是困难的，因为肿瘤与周围黏膜的边界由于慢性炎症的改变而不清晰，并且由于肿瘤从深层腺体向腺管中间层自下而上发展，导致黏膜改变的变化很小。

散发性结直肠癌（CRC）的发生、生长和进展已经通过各种方法进行了研究。分子生物学研究指出的遗传异常以及腺瘤-癌序列理论[6]、新生癌理论[7]、锯齿状途径理论[8]，已被提出为散发性结直肠癌的致癌机制。发育不良-癌序列理论被认为是炎症性肠病相关癌变的机制。*TP53*突变在溃疡性结肠炎中非常普遍[9-10]，但*APC*和*KRAS*不参与其中[11-12]。此外，在疾病早期已经发现错配修复基因和CpG岛甲基化异常[13-15]，导致低级别不典型增生到高级别不典型增生再到癌。

临床研究已通过肠内X线片和内镜图像回顾性发现形态变化，并阐明散发性结直肠癌的最初表现[16-19]。然而，确实很少有基于此类影像学发现的炎症性肠病相关肠癌的回顾性研究。笔者在日本全国范围内对UCAC检测3年内的内镜检查结果进行了问卷调查[20]。现将49例54个病变的表现总结如下：大约40%的UCAC初始病变在内镜下可见为局部病变，而其余60%被判断为炎症性黏膜病变。73.6%的进展期肿瘤初始病变生长迅速，3年内发展为进展期癌，它们占所有癌的25.9%。此外，笔者回顾性分析了笔者所在医院诊断UCAC前2年内获得的白光结肠镜图像[20]。27例UCAC病变（11例为早期病变，16例进展期）中，25.9%最初可见，74.1%不可见。隐性病变在直肠、炎症和左侧结肠炎患者中更为常见。

Wang等[21]研究了老年炎症性肠病患者早期癌漏检率。他们推测，克罗恩病（CD）患者在36个月内结肠镜检查漏诊率为15.1%，UC患者为15.8%。Rutter等[22]每1～2年对600例UC患者进行内镜监测检查，报道30例（5%）结直肠癌发生。30例患者中有16例患有间期癌，在癌检测之前没有通过内镜检查发现。其中，13人被发现患有进展期癌。因此，在过去，炎症性肠病相关肠癌在早期很难被发现，经常是被发现时已为进展期癌[23]。在过去的40年里，进展期结直肠癌和间期结直肠癌的发病率稳步下降。不典型增生的发生率增加了，可能是由于最近使用的色光内镜在检测不典型增生方面比白光内镜有效2倍。近年来，内镜图像质量的提高和图像增强内镜的结合使得早期发现不典型增生和癌成为可能[24-25]。

此外，一项日本随机对照试验[26]比较了内镜下随机活检和针对性活检报告，随机活检（0.168个）和针对性活检（0.211个）在每次内镜检查中检测到的肿瘤数量方面没有显著差异。近年来，染色内镜下的靶向活检被认为效率更高，成本更低，已成为监测的主流。另一方面，有报道称[27]，在溃疡性结肠炎和克罗恩病的色镜检查中发现的病变中，有12.8%是随机活检发现的。重要的是要记住，在回顾性研究中仍然有一些病变是不可见的。

据报道，克罗恩病患者发生小肠癌和结直肠癌的相对风险分别为31.2（95% CI：15.9~60.9）和2.5（95% CI：1.3~4.7）[28]，10年的结直肠癌的累积发病率为2.9%，20年的为5.6%，30年的为8.3%。在笔者的研究[29]中，结直肠癌的相对危险度相似，为3.2（95% CI：1.2~6.9）；但累积发病率较低，10年的为0.25%，20年的为0.58%。与欧美国家以右半结肠癌多见不同，日本以肛管癌和直肠癌多见[30]。在克罗恩病中，由于存在肛门病变和肠道狭窄，内镜下监测通常很困难，并且癌通常被发现为进展期癌。笔者所在医院对肛门直肠病变10年以上的患者均行结肠镜下直肠活检或麻醉下直肠活检，监测克罗恩病。103例无症状患者中有5例（4.9%）发现有直肠肛管癌[31]。

溃疡性结肠炎相关胃肠道癌的自然病史很少通过分析影像学表现来研究。在这个时候，癌的发展途径还不能估计。

1　溃疡性结肠炎相关癌的回顾性研究

1　早期癌

病例1：回顾性分析肿瘤病变1例

30多岁，男性。

广泛性结肠炎，慢性连续型，病程10年。

在200X–10年，他被诊断为广泛性结肠炎型溃疡性结肠炎，并接受5-氨基水杨酸制剂（5-ASA）和类固醇治疗。该患者于200X–5年接受类固醇依赖生物制剂治疗。

200X全结肠镜检查显示，乙状结肠有15 mm大小的浅表隆起型不规则病变，中央有白色渗出物。病变边缘放大内镜（ME）窄带成像（NBI）显示血管模式和表面模式均不规则，JNET分类为2B型（图1-5-1）。组织病理学结果为中度分化腺癌pTis。

● **内镜检查结果的回顾性分析**

癌诊断前24个月：背景黏膜轻度活跃，在乙状结肠处发现颗粒状浅表隆起型病变（白色箭头），活检诊断为管状腺瘤，左侧同一区域发现红斑状炎性息肉（图1-5-2a）。

癌诊断前14个月：背景黏膜轻度活跃，乙状结肠处见粒状扁平型病变，形态未见改变（白色箭头）。回顾内镜图像显示一个苍白的红斑带白色扁平型病变对侧有渗出物（黑色箭头）（图1-5-2b）。

癌诊断时：背景黏膜处于轻度活跃期，对侧白色渗出物面积增大，呈浅表隆起型病变，边界模糊，不规则（黑箭头）（图1-5-2c）。

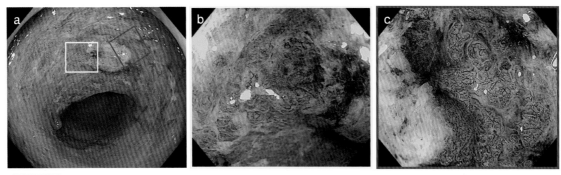

图1-5-1 病例1

（a）白光观察显示15 mm大小的表面隆起型病变，边界模糊，白色苔藓。

（b、c）ME-NBI在血管形态和体表形态上表现不规则。

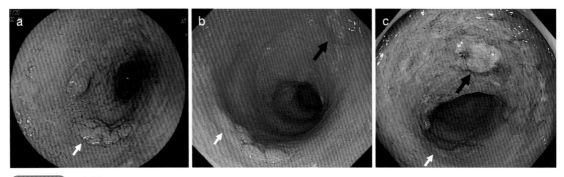

图1-5-2 病例1

（a）癌诊断前24个月。

（b）癌诊断前14个月。

（c）癌诊断时。

病例2：回顾性分析无肿瘤病变1例

30多岁，男性。

左侧结肠炎，慢性连续型，病程14年。

在200X-14年被诊断为溃疡性结肠炎伴左侧结肠炎型，并接受5-ASA和类固醇治疗。

　　200X年的全结肠镜检查显示，在炎性息肉周围有一个明显的圆形，直径约2 mm，表面隆起型病变，呈Rb红色。用放大显色镜分析Pit pattern。其中两个升高的病变显示Ⅴ轻度不规则型（图1-5-3）。组织病理学结果，图1-5-3b显示为分化良好的腺癌pTis，图1-5-3c显示为严重的不典型增生，另一部分周围黏膜存在不典型增生。

● **内镜检查结果的回顾性分析**

　　癌诊断前24个月：背景黏膜轻度活跃，Rb有强烈的红斑，类似的凸起病变（白色箭头），其内侧面有苍白的红斑区（图1-5-4a）。

　　癌诊断前13个月：背景黏膜轻度活跃，肛侧有红斑凸起病变（白色箭头）。同一区域的活检显示轻度至中度活动性炎症（图1-5-4b）。

　　癌诊断时：背景黏膜轻度活跃，有红斑隆起病变（白色箭头），肛侧有明确的浅表隆起型病变（黑色箭头）（图1-5-4c）。

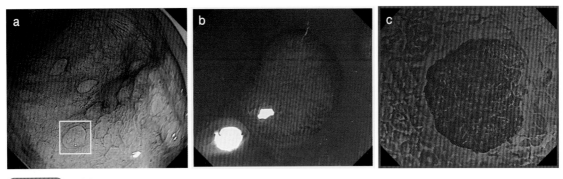

图1-5-3 病例2

（a）在白光观察下，在强烈红斑性炎性息肉周围可见一个轮廓清晰的大小约2 mm的浅表隆起型病变。

（b、c）Pit pattern分析显示Ⅴᵢ轻度不规则型。

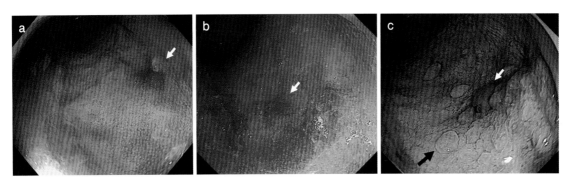

图1-5-4 病例2

（a）癌诊断前24个月。

（b）癌诊断前13个月。

（c）癌诊断时。

病例3：回顾性分析无肿瘤病变1例

40多岁，男性。

左侧结肠炎，复发缓解型，病程13年。

200X-13年被诊断为左侧结肠炎型溃疡性结肠炎，给予5-ASA和类固醇治疗。

该患者于200X-5年接受类固醇依赖生物制剂治疗。

2009年全结肠镜检查显示乙状结肠多发红斑斑块及糜烂，ME-NBI显示血管形态及表面形态均规则，无明显肿瘤改变，为JNET 1型分类（图1-5-5）。组织病理学结果为高分化腺癌，pTis。

● **内镜检查结果的回顾性分析**

癌诊断前29个月：背景黏膜轻度活跃，乙状结肠有多发红斑斑块（图1-5-6a）。

癌诊断时：背景黏膜轻度活跃，乙状结肠有多发性红斑斑块和糜烂（黑色箭头）（图1-5-6b）。

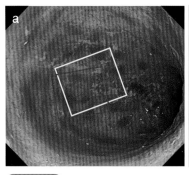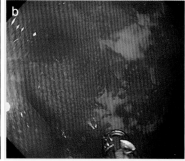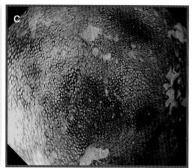

图1-5-5 病例3

（a）白光观察显示多发性红斑斑块和糜烂。

（b、c）ME-NBI显示了血管形态和表面形态均规律。

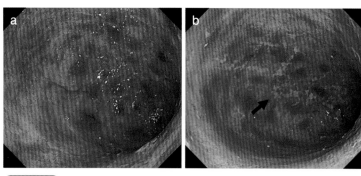

图1-5-6 病例3

（a）癌诊断前29个月。

（b）癌诊断时。

2 进展期癌

病例4：回顾性分析无肿瘤病变1例

30多岁，男性。

广泛性结肠炎，慢性连续型，病程19年。

在200X-19被诊断为广泛性结肠炎型UC，并接受类固醇和5-ASA治疗。

　　2009年进行的全结肠镜检查显示，乙状结肠管腔狭窄伴溃疡瘢痕，肛门侧不规则凹陷病变伴环状溃疡。ME-NBI显示血管结构为血管粗大弯曲，表面形态模糊，JNET分类为3型（图1-5-7）。组织病理学结果为周围黏膜有分化良好的腺癌、pT2和不典型增生。

● 内镜检查结果的回顾性分析

　　癌诊断前12个月：背景黏膜处于缓解期，管腔变窄，并发多发溃疡瘢痕（图1-5-8a）。

　　癌诊断时：背景黏膜处于缓解期，呈不规则凹陷性病变，狭窄区域肛侧呈环状溃疡（图1-5-8b）。

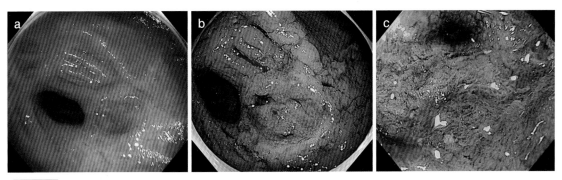

图1-5-7 病例4

（a、b）白光观察显示管腔狭窄伴溃疡瘢痕和不规则凹陷病变，其肛侧呈环状嵴。

（c）ME-NBI显示，血管结构为血管粗大弯曲，表面形态模糊，JNET分类为3型。

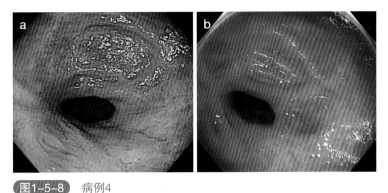

图1-5-8 病例4

（a）癌诊断前12个月。

（b）癌诊断时。

病例5：回顾性分析无肿瘤病变1例

30多岁，男性。

广泛性结肠炎，复发缓解型，病程14年。

在200X-14年，被诊断为广泛的结肠炎型UC，并接受5-ASA和类固醇治疗。

200X年全结肠镜检查显示降结肠环状狭窄，ME-NBI显示血管结构不规则，表面结构缺失，JENT分类为3型。Pit pattern分析显示为V₁高度不规则型（图1-5-9）。

组织病理学表现为高分化腺癌（pT4）。

● 内镜检查结果的回顾性分析

癌诊断前76个月：背景黏膜中度活跃，降结肠广泛性溃疡（图1-5-10a）。

癌诊断前39个月：背景黏膜处于缓解状态，显示管腔有轻微的狭窄（图1-5-10b）。

癌诊断时：背景黏膜处于轻度活动期，伴环周狭窄（图1-5-10c）。

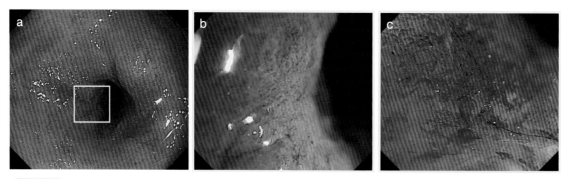

图1-5-9 病例5

（a）白光观察显示环状狭窄。

（b、c）ME-NBI显示血管结构不规则，表面结构缺失，Pit pattern分析显示为V_i高度不规则型。

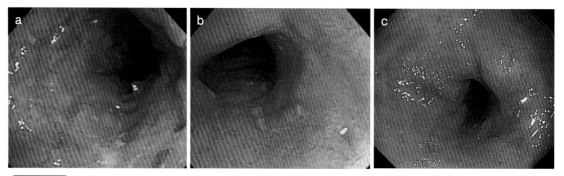

图1-5-10 病例5

（a）癌诊断前76个月。

（b）癌诊断前39个月。

（c）癌诊断时。

2 克罗恩病相关癌的回顾性研究

进展期癌

病例6：回顾性分析肿瘤病变1例

30多岁，女性。

回肠结肠型克罗恩病，病程13年。

在199X-13年，患者被发现有肛门周围瘘管，被诊断为回肠结肠型克罗恩病，并接受营养治疗和5-ASA治疗。

199X-3年，患者因症状恶化而接受生物制剂治疗。

199X-2年，在用Seaton法引流时对肛管黏膜进行活检，发现不典型的上皮细胞，此后每隔几个月在内镜下观察一次。

　　199X年进行的全结肠镜检查显示，降结肠和直肠的活动性病变，包括Rb的不规则溃疡和整个管腔的低凸起性病变，表面颗粒状和绒毛状边缘模糊，活检结果为分化良好的腺癌（图1-5-11）。笔者做了一个会阴直肠切除术，组织病理学结果为高分化腺癌伴细胞外黏液变性，pT3。

● **内镜检查结果的回顾性分析**

　　癌诊断前9个月：直肠轻度狭窄，溃疡伴白色渗出物（图1-5-12a）。

癌症诊断前3个月：发现绒毛状突起病变（图1-5-12b）。

癌症诊断时：可见低凸起性病变，边界模糊（图1-5-12c）。

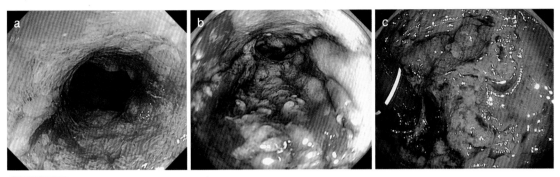

图1-5-11 病例6

（a、b）白光观察显示一个低凸起性的病变，长度不清楚，整个管腔表面有颗粒状和绒毛状边缘。

（c）倒镜观察显示齿状线口侧有不规则溃疡。

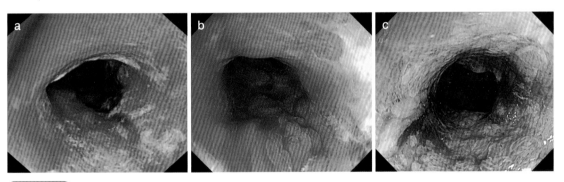

图1-5-12 病例6

（a）癌诊断前9个月。

（b）癌诊断前3个月。

（c）癌诊断时。

病例7：回顾性分析肿瘤病变1例

50多岁，女性。

结肠型克罗恩病，病程25年。

她于199X-25年被诊断为结肠型克罗恩病，并接受5-ASA治疗。

她在199X-5年因症状恶化而接受生物制剂治疗。

　　199X年，她出现右下腹部疼痛，并接受了全结肠镜检查，结果显示升结肠区有一呈条纹状的不规则的凹陷性病变伴有环状溃疡（图1-5-13）。她被诊断为结直肠癌，并接受了右半结肠切除术，组织病理学结果为低分化腺癌伴细胞内和细胞外黏液变性，pT4。

● **内镜检查结果的回顾性分析**

　　癌诊断前36个月：在升结肠区发现一杵状、广基炎性息肉（图1-5-14a），在其肛侧发现呈海葵状及杵状的炎性息肉（图1-5-14b）。

　　癌诊断时：升结肠发现2型进展期癌。可见杵状和广基炎性息肉，认为与图1-5-14a相同，但未发现海葵状和杵状息肉，并在同一区域发现结直肠癌病变（图1-5-14c）。

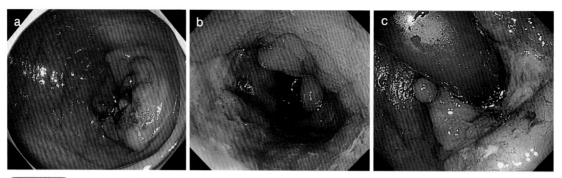

图1-5-13 病例7

（a）白光观察显示不规则凹陷病变，周围呈波峰状。
（b、c）病变口侧可见炎性息肉。

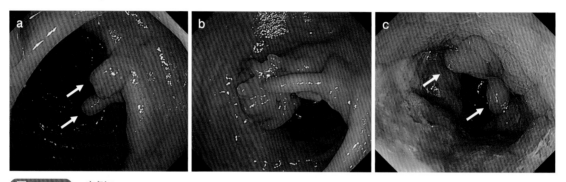

图1-5-14 病例7

（a、b）癌诊断前36个月。
（c）癌诊断时。

参考文献

[1] Jess T, Rungoe C, Peyrin-Biroulet L：Risk of colorectal cancer in patients with ulcerative colitis：a meta-analysis of population-based cohort studies. Clin Gastroenterol Hepatol 10：639-645, 2012.

[2] Cairns SR, Scholefield JH, Steele RJ, et al：Guidelines for colorectal cancer screening and surveillance in moderate and high risk groups（update from 2002）. Gut 59：666-689, 2010.

[3] Magro F, Gionchetti P, Eliakim R, et al：Third European Evidence-based Consensus on Diagnosis and Management of Ulcerative Colitis. Part 1：Definitions, diagnosis, extra-intestinal manifestations, pregnancy, cancer surveillance, surgery, and ileo-anal pouch disorders. J Crohns Colitis 11：649-670, 2017.

[4] Rubin DT, Ananthakrishnan AN, Siegel CA, et al：ACG clinical guideline：ulcerative colitis in adults. Am J Gastroenterol 114：384-413, 2019.

[5] Bye WA, Ma C, Nguyen TM, et al：Strategies for detecting colorectal cancer in patients with inflammatory bowel disease：a Cochrane systematic review and meta-analysis. Am J Gastroenterol 113：1801-1809, 2018.

[6] Vogelstein B, Fearon ER, Hamilton SR, et al：Genetic alterations during colorectal tumor development. N Engl J Med 319：525-532, 1988.

[7] Spratt JS Jr, Ackerman LV：Small primary adenocarcinomas of the colon and rectum. JAMA 179：337-346, 1962.

[8] Leggett B, Whitehall V：Role of the serrated pathway in colorectal cancer pathogenesis. Gastroenterology 138：2088-2100, 2010.

[9] Hussain SP, Amstad P, Raja K, et al：Increased p53 mutation load in noncancerous colon tissue from ulcerative colitis：a cancer-prone chronic inflammatory disease. Cancer Res 60：3333-3337, 2000.

[10] Brentnall TA, Crispin DA, Rabinovitch PS, et al：Mutations in the p53 gene：an early marker of neoplastic progression in ulcerative colitis. Gastroenterology 107：369-378, 1994.

[11] Maia L, Dinis J, Cravo M, et al：Who takes the lead in the development of ulcerative colitis-associated colorectal cancers：mutator, suppressor, or methylator pathway? Cancer Genet Cytogenet 162：68-73, 2005.

[12] Burmer GC, Levine DS, Kulander BG, et al：c-Ki-ras mutations in chronic ulcerative colitis and sporadic colon

carcinoma. Gastroenterology 99：416-420, 1990.

[13] Chiba T, Marusawa H, Ushijima T：Inflammation-associated cancer development in digestive organs：mechanisms and roles for genetic and epigenetic modulation. Gastroenterology 143：550-563, 2012.

[14] Fujii S, Tominaga K, Kitajima K, et al：Methylation of the oestrogen receptor gene in non-neoplastic epithelium as a marker of colorectal neoplasia risk in longstanding and extensive ulcerative colitis. Gut 54：1287-1292, 2005.

[15] Toiyama Y, Okugawa Y, Tanaka K, et al：A panel of methylated microRNA biomarkers for identifying high-risk patients with ulcerative colitis-associated colorectal cancer. Gastroenterology 153：1634-1646.e8, 2017.

[16] 牛尾恭輔, 阿部荘一, 光島　徹, ほか：大腸癌の X 線像による遡及的検討. 胃と腸 14：537-547, 1979.

[17] 久部高司, 松井敏幸, 鶴田　修, ほか：大腸癌の発生・発育進展. 発育進展—経過観察例による臨床的解析. 胃と腸 45：649-660, 2010.

[18] Watari J, Saitoh Y, Obara T, et al：Natural history of colorectal nonpolypoid adenomas：a prospective colonoscopic study and relation with cell kinetics and K-ras mutations. Am J Gastroenterol 97：2109-2115, 2002.

[19] 久部高司, 津田純郎, 宗　祐人, ほか：内視鏡追跡例からみた小さな大腸腺腫の自然史—リスク別サーベイランスのあり方. 胃と腸 42：1459-1469, 2007.

[20] 松井敏幸, 山崎一朋, 久部高司, ほか：潰瘍性大腸炎に伴う colitic cancer の発育進展—遡及例からみた初期病変推定とその形態変化. 胃と腸 49：1517-1532, 2014.

[21] Wang YR, Cangemi JR, Loftus EV, et al：Rate of early／missed colorectal cancers after colonoscopy in older patients with or without inflammatory bowel disease in the United States. Am J Gastroenterol 108：444-449, 2013.

[22] Rutter M, Saunders BP, Wilkinson KH, et al：Thirty-year analysis of a colonoscopic surveillance program for neoplasia in ulcerative colitis. Gastroenterology 130：1030-1038, 2006.

[23] Choi CHR, Rutter MD, Askari A, et al：Forty-year analysis of colonoscopic surveillance program for neoplasia in ulcerative colitis：an updated overview. Am J Gastroenterol 110：1022-1034, 2015.

[24] Bessissow T, Dulai PS, Restellini S, et al：Comparison of endoscopic dysplasia detection techniques in patients with ulcerative colitis：A systematic review and network meta-analysis. Inflamm Bowel Dis 24：2518-2526, 2018.

[25] Feuerstein JD, Rakowsky S, Sattler L, et al：Meta-analysis of dye-based chromoendoscopy compared with standard- and high-definition white-light endoscopy in patients with inflammatory bowel disease at increased risk of colon cancer. Gastrointest Endosc 90：186-195.e1, 2019.

[26] Watanabe T, Ajioka Y, Mitsuyama K, et al：Comparison of targeted vs random biopsies for surveillance of ulcerative colitis-associated colorectal cancer. Gastroenterology 151：1122-1130, 2016.

[27] Moussata D, Allez M, Cazals-Hatem D, et al：Are random biopsies still useful for the detection of neoplasia in patients with IBD undergoing surveillance colonoscopy with chromoendoscopy? Gut 67：616-624, 2018.

[28] Canavan C, Abrams KR, Mayberry J：Meta-analysis：colorectal and small bowel cancer risk patients with Crohn's disease. Aliment Pharmacol Ther 23：1097-1104, 2006.

[29] Yano Y, Matsui T, Uno H, et al：Risks and clinical features of colorectal cancer complicating Crohn's disease in Japanese patients. J Gastroenterol Hepatol 23：1683-1688, 2008.

[30] Higashi D, Katsuno H, Kimura H, et al：Current state of and problems related to cancer of the intestina tract associated with Crohn's disease in Japan. Anticancer Res 36：3761-3766, 2016.

[31] Hirano Y, Futami K, Higashi D, et al：Anorectal cancer surveillance in Crohn's disease. J Anus Rectum Colon 2：145-154, 2018.

第二部分
UC相关肠癌的病例分享

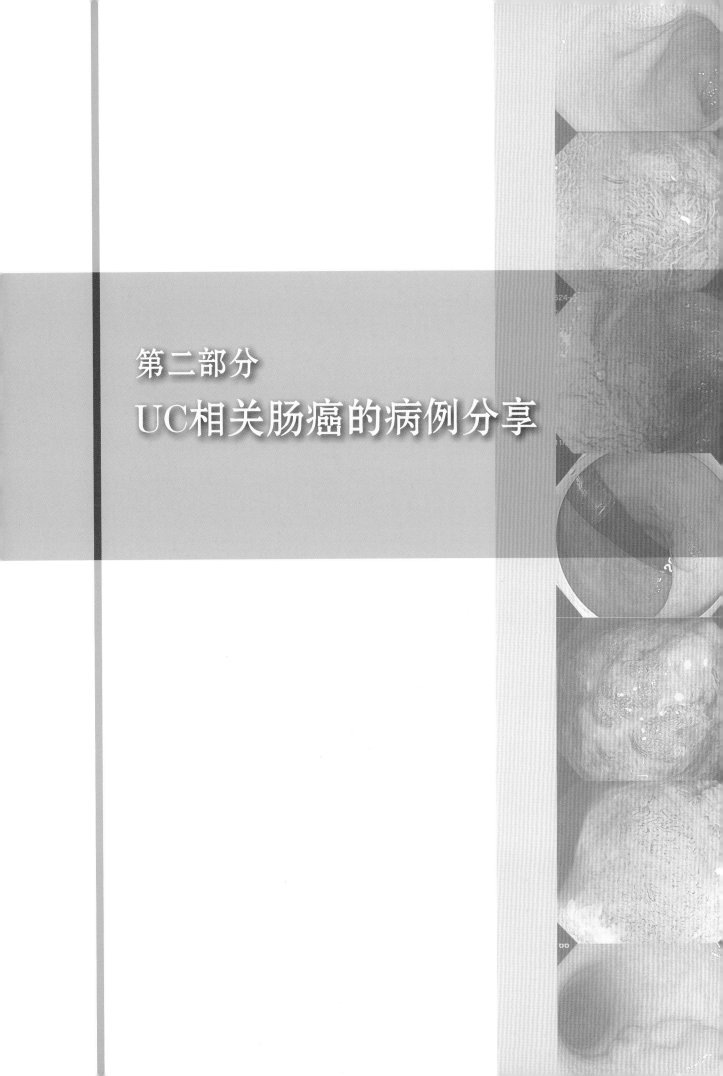

早期癌　早期癌伴广泛不典型增生

久部高司　　田邉　寬

20多岁，男性（患病11年）

疾病类型： 广泛性结肠炎

临床病程： 复发缓解型

肉眼类型： 无蒂型（边界模糊）

> 现病史
>
> 　　在诊断为溃疡性结肠炎后，患者接受了5-氨基水杨酸制剂（5-ASA）治疗。发病4年后，患者症状加重，接受了类固醇和粒细胞吸附分离治疗，但多次复发和缓解。症状出现11年后，患者行结肠镜检查，发现乙状结肠无蒂型早期结直肠癌（图2-1-1），并行全结肠切除术（图2-1-2）。

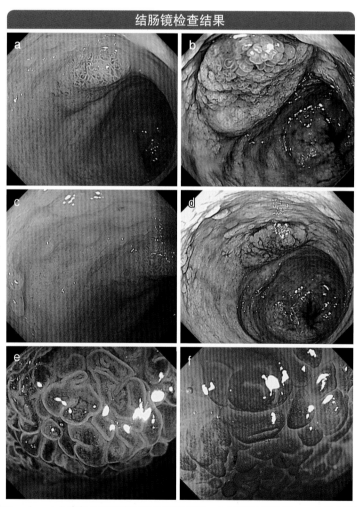

结肠镜检查结果

图2-1-1　结肠镜检查结果：（a、b）常规内镜观察显示乙状结肠有一个红斑隆起型病变，应用靛胭脂染色后病变边界相对清晰。（c、d）周围背景黏膜出现褪色区域和颗粒状黏膜。（e）NBI放大内镜（ME）显示血管形态均匀，分布、排列对称规则，表面形态规则，边缘隐窝上皮呈弧形上皮，JNET分型为2A型。（f）腺管开口表现为Ⅳᵥ型，伴脑回或绒毛状结构，无明显不规则腺管结构

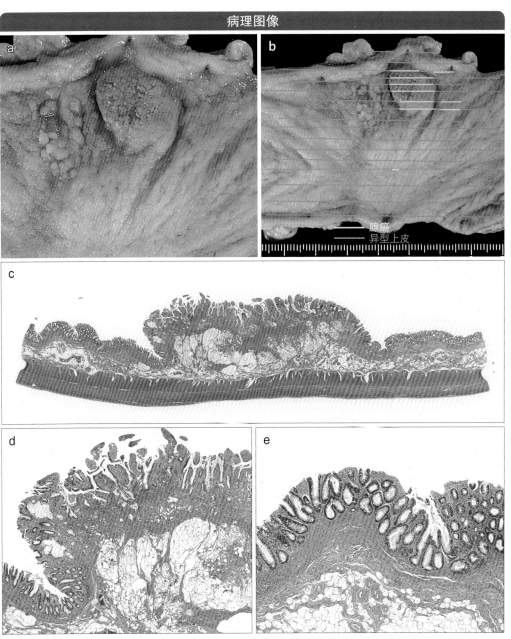

图2-1-2　病理图像：（a）切除标本显示肛侧可见25 mm×18 mm结节状不规则隆起病变，伴有颗粒状改变。（b）如重建图像所示，结节状隆起是一个侵犯黏膜下层的癌（黄线），周围是黏膜内癌和异型上皮（黄线和蓝线）。（c）癌侵及黏膜下层较深部分，伴有细胞外黏液变性。（d）组织病理学上，结节状隆起处的肿瘤浅层为具有绒毛状结构的极高分化腺癌（对应于内镜图像图2-1-1e、f），更深一层为中至低分化腺癌伴细胞外黏液变性。（e）周围黏膜可见广泛的异型上皮

病理诊断

- 乙状结肠：0-Ⅰs+Ⅱb型，25 mm×18 mm，高至低分化腺癌伴黏液变性，pT1b（SM，2250 μm）、Ly1b、V0、INF b、pPM0、pDM0、pN0。

- Ⅰ期：pT1b、pN0、M0、P0、H0、R0、Cur A。

病例总结

　　绒毛状高隆起型病变，边界清晰，形态相对均匀，伴细胞外黏液变性，隆起型病变周围广泛褪色、颗粒状黏膜为不典型增生。

早期癌　术前诊断时难以与散发性结肠癌区分的早期癌

久部高司　　田邉　寬

30多岁，男性（患病17年）

疾病类型： 广泛性结肠炎

临床病程： 复发缓解型

肉眼类型： 浅表隆起型（边界清楚）

现病史

　　患者诊断为溃疡性结肠炎后，接受了5-ASA和硫唑嘌呤治疗，并在过去的几年里，病情持续在缓解期。在发病17年后，进行了一次结肠镜检查，结果显示边界清楚的浅表隆起型早期结直肠癌（图2-2-1）。肿瘤周围区域的活检显示无异型增生，患者接受了内镜黏膜下剥离术（endoscopic submucosal dissection）并全部取材活检（图2-2-2）。

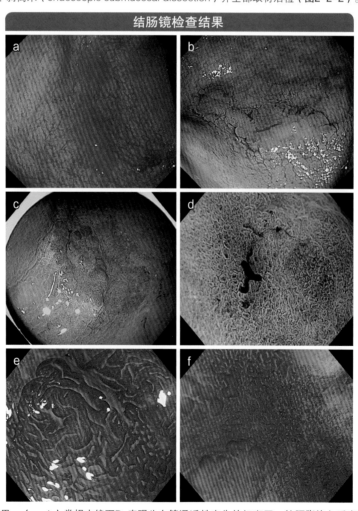

结肠镜检查结果

图2-2-1　结肠镜检查结果：（a、b）常规内镜下Ra表现为血管通透性丧失的红斑区，靛胭脂染色后表现为边界清晰的浅表病变和假性凹陷。（c、d）NBI内镜下病变呈棕黄色区域，NBI放大观察显示病变血管形态相对均匀，分布、排列对称、规则，病变表面形态一般规则，但部分区域形态不清晰、不均匀，JNET分型为2B型。（e、f）肿瘤边缘为IV$_V$型和III$_L$型腺管开口模式，假凹表现为大小和排列不均匀的小腺管，诊断为V$_I$轻度不规则型

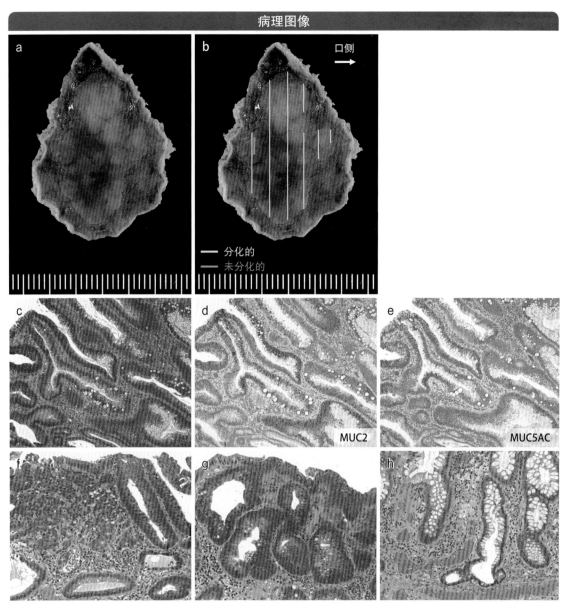

图2-2-2 病理图像：（a）切除标本大小为28 mm×16 mm，颜色与褐色的扁平隆起病变一致。（b）病变主要由极高和高分化管状腺癌（黄线）和小面积低分化腺癌（绿线）组成。（c）组织病理学表现为极高分化至高分化的管状腺癌。（d、e）免疫组织化学染色，肿瘤细胞MUC2（d）和CD10阳性，黏蛋白表型以肠型为主，但少部分MUC5AC阳性，并观察到混合胃表型。组织学上，它与UC相关癌相一致。（f）病变肛侧可见小面积低分化腺癌。（g）病变内可见一些边界模糊的区域，与腺瘤鉴别困难。（h）背景黏膜为缓解期溃疡性结肠炎黏膜，伴隐窝扭曲和潘氏细胞化生

病理诊断

• 直肠（ESD）：0-Ⅱa型，28 mm×16 mm，极高至高分化腺癌伴局灶性腺瘤样改变和小面积低分化腺癌，pTis（M）、Ly0、V0、INFa、pHM0、pVM0。

病例总结

　　由于内镜大体形态及活检未见周围异型增生，怀疑为散发性早期结直肠癌，但组织病理学诊断为UC相关癌。

早期癌 　边界模糊的早期癌

久部高司　　　田邉　寛

60多岁，男性（病程：27年）

疾病类型： 广泛性结肠炎

临床病程： 慢性连续型

肉眼类型： 平坦型（边界模糊）

现病史

　　患者诊断为溃疡性结肠炎后给予5-ASA治疗，病情加重时给予类固醇治疗。发病26年后，患者症状加重，给予类固醇和硫唑嘌呤治疗，但反复复发。在发病27年后，进行了结肠镜检查，发现乙状结肠边界模糊的平坦型病变（图2-3-1）。患者被发现患有早期结肠癌，并接受了全结直肠切除术（图2-3-2）。

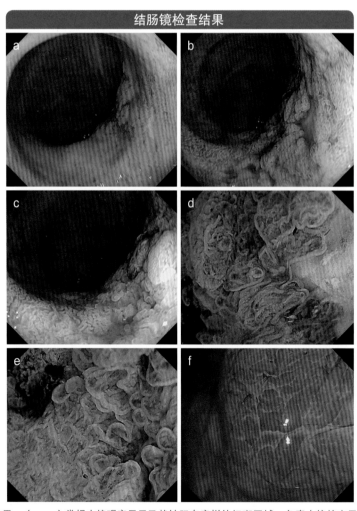

图2-3-1　结肠镜检查结果：（a~c）常规内镜观察显示乙状结肠有糜烂的红斑区域。色素内镜检查显示病变部分隆起，边缘不清，表面有绒毛。（d、e）NBI放大观察显示血管形态相对均匀，分布、排列对称，病变表面形态规则，边缘隐窝上皮呈弓状或乳头状，JNET分型为2A型。（f）腺管开口为IV$_v$型，呈蕨类叶样绒毛状

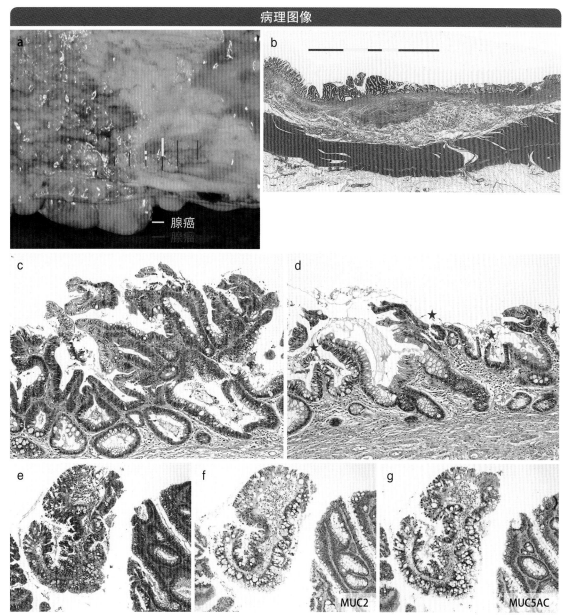

图2-3-2　病理图像：（a）切除的标本显示一个23 mm×10 mm的平坦隆起的病变。大体上，病变与周围黏膜颜色几乎相同，表面呈颗粒状或结节状。黄线表示腺癌，红线表示腺瘤。（b）背景为溃疡性结肠炎引起的多发UⅠ-Ⅱ型溃疡瘢痕。（c、e）组织病理学上，肿瘤中心为高分化管状腺癌。在肿瘤边缘，部分肿瘤腺体导管（红星）和非肿瘤腺体导管（蓝星）混合，过渡平缓，边界诊断困难（d）。（f、g）免疫组织化学显示肿瘤区域MUC2（f）和MUC5AC（g）均阳性，黏蛋白表型为胃和肠混合黏蛋白混合表型，符合UC相关癌

病理诊断

- 乙状结肠：0-Ⅱa型，23 mm×10 mm，具有中度异型性的管状绒毛状腺瘤中的高分化腺癌，pTis（M）、Ly0、V0、BD1、INFa、pPM0、pDM0、pN0。
- 0期：pTis、pN0、M0、P0、H0、R0、Cur A。

病例总结

　　内镜检查可明确诊断，但因肿瘤组织与非肿瘤组织混合存在，与周围黏膜边界模糊。

早期癌　边界清楚的无蒂型早期癌

久部高司　　田邉　寛

50多岁，女性（患病25年）

疾病类型： 左半结肠炎

临床病程： 复发缓解型

肉眼类型： 无蒂型（边界清楚）

现病史

　　患者确诊溃疡性结肠炎后给予5-ASA治疗，此后未再来本院就诊。确诊25年后，患者出现上腹痛和腹泻，并进行了结肠镜检查。结肠内见多发不规则隆起型病变，诊断为结直肠癌（图2-4-1），行全结直肠切除术（图2-4-2）。

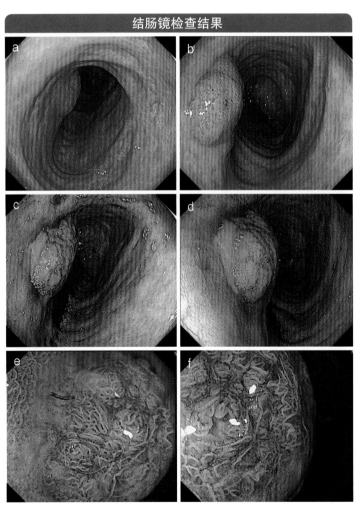

结肠镜检查结果

图2-4-1　结肠镜检查结果：（a～d）常规内镜观察显示升结肠内见直径15 mm的不规则半球形隆起型病变，伴有红斑，染色内镜下观察，病变边界相对清晰。背景黏膜多处溃疡瘢痕，未见明显肿瘤性改变。（e、f）NBI放大观察显示血管形态不均匀，分布、排列不对称、不规则，病变表面形态规则，JNET分型为2B型

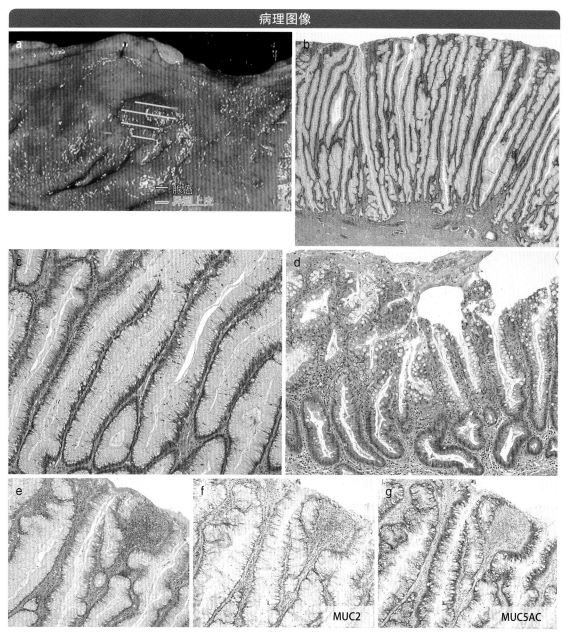

图2-4-2 病理图像：（a）这是多发病变中的一个。切除标本显示25 mm×25 mm隆起型病变，与周围黏膜颜色相同。黄线表示腺癌，蓝线表示上皮异型增生。（b、c、e）组织病理学上，肿瘤导管均匀呈轻度细胞化，结构不典型，但细胞内黏液分泌过多，即过度分化。（d）周围也可见异性增生的上皮。（f、g）免疫组织化学染色显示，肿瘤细胞MUC5AC（g）阳性，而MUC2（f）阴性，表明胃和肠黏蛋白混合表型，以胃黏蛋白表型为主。总体而言，它被诊断为交界性恶性病变或分化非常好的腺癌

病理诊断

• 升结肠：0-Ⅰs+Ⅱa型，25 mm×25 mm，交界性恶性上皮性肿瘤和/或极高分化腺癌伴异型上皮，pTis（M）、Ly0、V0、BD1、INF a、pPM0、pDM0、pN0。

病例总结

　　边界清楚的半球形隆起型病变伴大量黏液产生，是分化非常好的腺癌。

早期癌　1例边界模糊的早期扁平型癌

久部高司　　田邉　寛

50多岁，女性（患病17年）

疾病类型：广泛性结肠炎

临床病程：慢性连续型

肉眼类型：浅表隆起型（边界模糊）

现病史

　　患者确诊溃疡性结肠炎后给予5-ASA治疗。当症状恶化时，给予类固醇治疗，并4次住院治疗。在发病17年后，患者接受了结肠镜检查，发现边界模糊的早期乙状结肠癌（图2-5-1）。患者接受了全结直肠切除术（图2-5-2）。

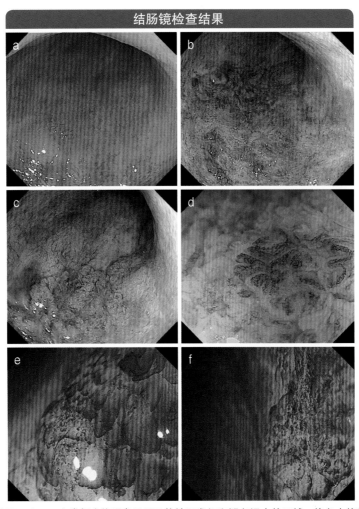

结肠镜检查结果

图2-5-1　结肠镜检查结果：（a～c）常规内镜观察显示乙状结肠发红和褐色混合的区域，染色内镜显示边界模糊的低隆起病变。（d）NBI放大观察显示广泛的白色不透明物质（WOS），没有可见的血管形态，但在可观察区域内形态均匀，分布和排列对称、规则，JNET分型为2B型。（e、f）腺管开口形态在部分IV$_v$型腺管开口形态中表现为不规则的腺管结构，为V$_i$轻度不规则型

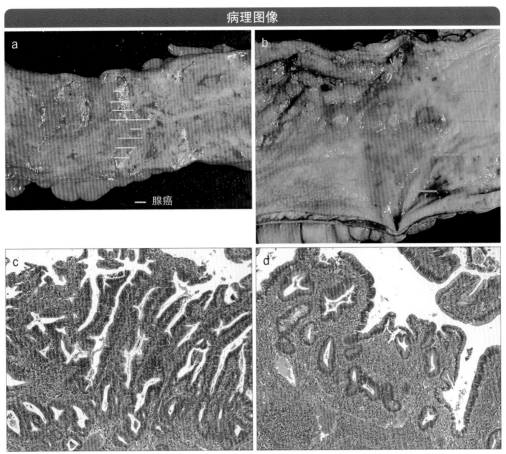

图2-5-2 病理图像：（a）这是多发病变中的一个。腺癌用黄线表示。（b）切除的标本显示病变轻微隆起，病变肛侧的粗糙黏膜从乙状结肠延伸至直肠（箭头）。（c）组织病理学上，病变是由高分化管状腺癌引起的黏膜内癌。（d）在肛侧存在广泛的异型上皮，使得病变的边界诊断困难。这是溃疡性结肠炎发生多个早期癌的典型例子，但很难通过大体形态来定位和描述病变

病理诊断

- 乙状结肠：0–Ⅱa型，40 mm×20 mm，高分化腺癌伴异型上皮，pTis（M）、Ly0、V0、BD1、INF a、pPM0、pDM0、pN0。

- 0期：pTis、pN0、M0、P0、H0、R0、Cur A。

病例总结

　　内镜下诊断绒毛状突起癌变是可能的，但在肛侧，与周围黏膜的分界非常不清，使得难以区分瘤变和非瘤变。

早期癌　难以识别为肿瘤的早期癌

久部高司　　田邉　寛

60多岁，男性（患病15年）

疾病类型：左半结肠炎

临床病程：复发缓解型

肉眼类型：平坦型（边界模糊）

现病史

　　患者诊断为溃疡性结肠炎后，给予类固醇和5-ASA治疗。患者有类固醇依赖，接受了粒细胞清除疗法，并保持缓解状态。在发病15年后，患者接受了结肠镜检查，以评估疾病的活动性，根据结肠活检结果（**图2-6-1**），患者被诊断为结直肠癌（**图2-6-2**）。

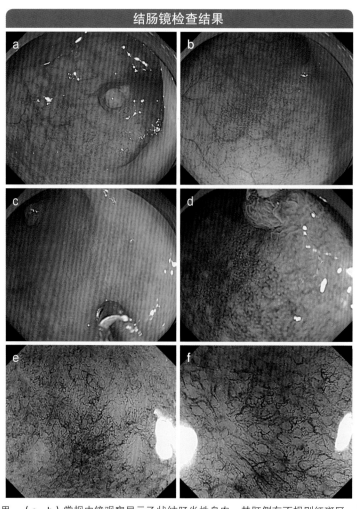

图2-6-1　结肠镜检查结果：（a、b）常规内镜观察显示乙状结肠炎性息肉，其肛侧有不规则红斑区，其间黏膜可见正常血管图像。（c）炎性息肉肛侧红斑区域的活检显示高分化腺癌。（d~f）NBI放大观察显示血管形态为树突状和迂曲的微血管结构，并有蜂窝状血管围绕隐窝开口。表面图案缺失。NBI观察难以判断病变是炎症还是肿瘤

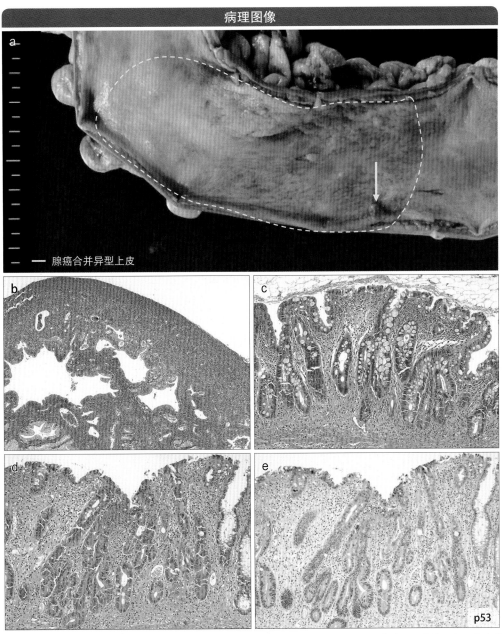

—— 腺癌合并异型上皮

p53

图2-6-2 病理图像：（a）与病例5一样，该病例为多发病变。在切除的标本中，黏膜普遍萎缩，乙状结肠有一个小的息肉样病变（内镜下炎性息肉样隆起）（黄色箭头）。扁平病变肉眼难以识别（黄点线）。（b）组织病理学上，扁平病变内的小息肉样病变类似炎性息肉，但表面有糜烂和分化良好的腺癌。（c）扁平病变中的异型上皮。（d）大面积扁平病变为极高分化腺癌。（e）免疫组化显示腺癌细胞p53阳性

病理诊断

- 乙状结肠：0-Ⅱb+Ⅰs型，110 mm，极高至高分化腺癌伴异型上皮，pTis（M）、Ly0、V0、BD1、INFa、pPM0、pDM0、pN0。

- 0期：pTis、pN0、M0、P0、H0、R0、Cur A。

病例总结

  黏膜红斑在内镜下似乎是炎症性改变，其实是极高分化腺癌和异型增生的混合。

早期癌　应用靛胭脂染色可以发现早期癌

久部高司　　田邉　寛

40多岁，男性（患病24年）

疾病类型：广泛性结肠炎

临床病程：慢性连续型

肉眼类型：平坦型（边界模糊）

现病史

　　患者确诊为溃疡性结肠炎后给予5-ASA治疗。发病24年后，患者出现便血，并接受了结肠镜检查。发现全结肠多发肿瘤病变（图2-7-1），行全结直肠切除术（图2-7-2）。

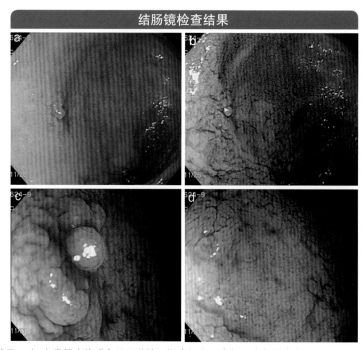

图2-7-1　结肠镜检查结果：（a）常规内镜观察显示升结肠轻度红斑，有短而隆起的病变。（b）应用靛胭脂染色后，病变肛侧出现褪色、扁平、圆形区域。（c）放大显示隆起病变与周围背景黏膜轻度过渡，未见明显肿瘤小凹。（d）褪色区域未见不规则的腺管结构，仅残留部分1型腺管

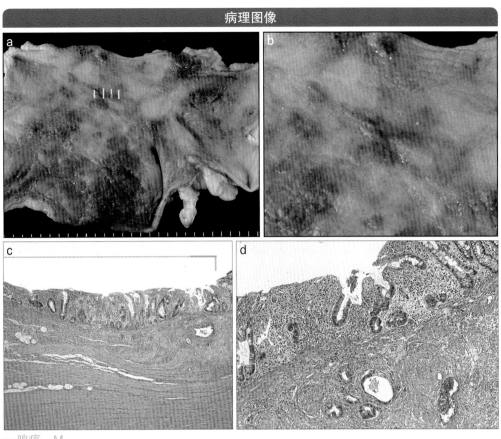

—腺癌，M
—腺癌，SM

图2-7-2　病理图像：（a）这是该患者多发病变中的一个。腺癌用黄线和绿线表示。（b）切除的标本显示升结肠弥漫性黏膜粗糙，但内镜下隆起不明显，病变难以识别。（c、d）组织病理学上，一小的高分化腺癌侵犯SM浅表部分。本例共发现6处病变，包括进展期癌

病理诊断

- 升结肠：0-Ⅱb型，15 mm×10 mm，高分化腺癌，pT1a（SM）、Ly0、V0、BD1、INF a、pPM0、pDM0、pN0。
- Ⅱa期：pT3、pN0、M0、P0、H0、R0、Cur A。

病例总结

　　在褪色区域的局部区域应警惕UC相关癌，靛胭脂喷洒对该病变的诊断很有用。

早期癌　ESD治疗早期浅表隆起型癌

川崎啓祐　永塚 真　菅井 有　松本主之

70多岁，女性（病程33年）

疾病类型： 广泛性结肠炎

临床病程： 复发缓解型

肉眼类型： 浅表隆起型（边界清楚）

> 现病史
>
> 　　患者诊断为广泛性结肠炎型溃疡性结肠炎30余年，给予5–ASA治疗。70岁时，在一次结肠镜检查时发现直肠有隆起型病变（图2-8-1），钡灌肠检查证实无侧方僵硬（图2-8-2）。行ESD治疗并进行病理检查（图2-8-3）。基于上述情况，我们诊断为一个包含颗粒状隆起和向口侧轻微隆起的黏膜内病变，并进行了ESD。

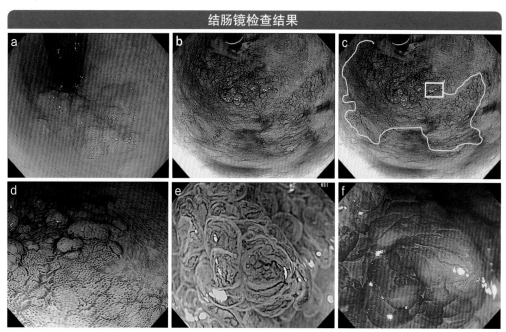

结肠镜检查结果

图2-8-1　结肠镜检查结果：（a）直肠下段可见一颗粒状隆起型病变，由红斑区和与周围黏膜颜色相同的区域组成。（b）靛胭脂染色内镜发现，细颗粒黏膜进一步延伸到颗粒状的口侧，肛侧部分被肛管覆盖。（c）黄线是病变口侧边界。（d）为图c中白框区域的内镜视图。一个略高于周围黏膜的平坦病变（通过染色铺展而清晰）向颗粒状隆起的口侧进一步延伸。（e）为图c中红框的NBI放大内镜视图，显示呈绒毛状，部分血管扩张。（f）为图c中红框的结晶紫溶液放大色素内镜下观察视图，可以看到绒毛小凹

病理诊断

- 直肠：0–Ⅱa型，62 mm×61 mm，乳头状腺癌，Tis（M）、Ly0、V0、pHM0、pVM0。

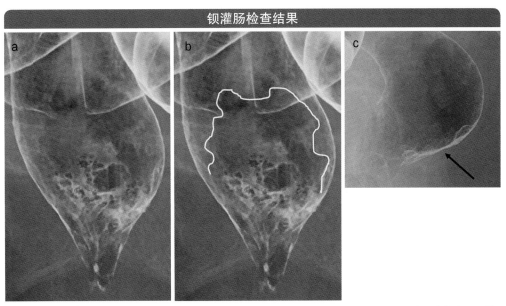

钡灌肠检查结果

图2-8-2　钡灌肠检查结果：（a）直肠下段后壁可见隆起的病变，表面呈颗粒状。颗粒大小不均，扁平病变边界延伸至颗粒隆起的口侧。（b）黄线为口侧边界。（c）病变剖面图显示肠壁僵硬（箭头所示）

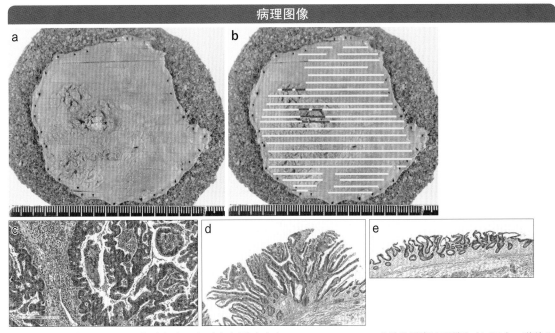

病理图像

图2-8-3　病理图像：（a）ESD切除标本。（b）标测肿瘤大小：62 mm×61 mm。黄线为低度异型增生（LGD），蓝线为高度异型增生（HGD），红线为乳头状腺癌。（c）为图b中红色区域的组织病理学图像。肿瘤位于黏膜内。细胞和细胞核异型性均较强，形态学提示乳头状腺癌。（d）为图b中蓝色区域的组织病理学图像。管状绒毛结构和结构异型性更为突出。尽管细胞异型性和结构异型性均不能诊断为癌，但似为HGD。（e）为图b中黄色区域的组织病理学图像。P53在癌、HGD和LGD中呈弥散弱阳性

病例总结

　　病变呈结节颗粒状，细颗粒黏膜进一步向口侧延伸，靛胭脂染色内镜有助于病变范围的诊断。SCENIC共识声明建议对可内镜下切除的UC相关肿瘤进行内镜下切除和切除术后内镜监测，尽管传统上对UC相关肿瘤是进行全结直肠切除术的。在本例中，由于肿瘤累及肛管、患者年龄大以及患者的意愿，手术切除可能需要做人工肛门，因此行ESD。ESD术后5年，患者无复发。

早期癌　深层黏膜下浸润癌保留表面结构

川崎啓祐　永塚 真　菅井 有　松本主之

40多岁，男性（病程24年）

疾病类型：左半结肠炎

临床病程：复发缓解型

肉眼类型：无蒂型（边界清楚）

现病史

　　患者诊断为溃疡性结肠炎伴左半结肠炎后给予5-ASA治疗。在过去的1年里，患者出现了便血、腹痛症状，体重下降7kg，并通过钡灌肠检查（图2-9-1）和结肠镜检查（图2-9-2）发现了乙状结肠的肿瘤。患者接受了结肠次全切除术+回肠储袋肛管吻合术（IACA）（图2-9-3）。虽然能够保留表面结构，但由于钡餐造影上存在皱褶和侧方缺损，被认为是深层黏膜下浸润癌。因此，该患者行手术切除。

钡灌肠检查结果

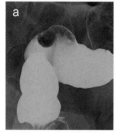

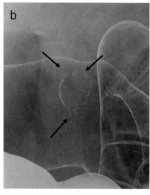

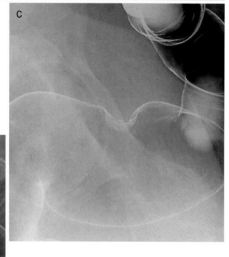

图2-9-1　钡灌肠检查结果：（a）钡餐造影显示乙状结肠远端有一个突出的病变。（b）该病变表面光滑，大小为15 mm，突出处有汇聚的褶皱（箭头所示）。（c）侧位视图显示弓状畸形

结肠镜检查结果

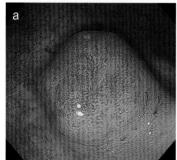

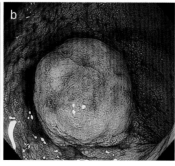

图2-9-2　结肠镜检查结果：（a）乙状结肠可见红色隆起型病变。（b）靛胭脂染色内镜检查发现，病变的浅表结构得以保留，肿瘤周围区域没有异型增生。（c）用NBI放大病变中央部分的内镜图像。结构和血管均清晰显示，但有轻微的血管扭曲和结构不规则。（d）病变中央部分结晶紫溶液放大染色内镜可见管状或树突状小凹

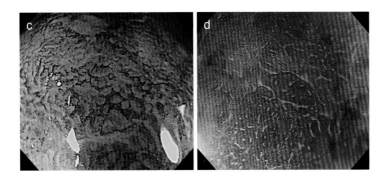

图2-9-2 （续）

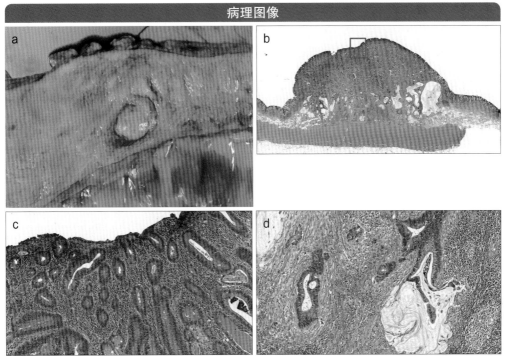

图2-9-3 病理图像：（a）切除标本显示乙状结肠有一个突起的病变。（b）切除标本的放大图像。周围黏膜无异型增生，肿瘤细胞已浸润至肌层上方。黏膜肌层撕裂，浸润深度达SM 6000 μm。（c）为图b中蓝框的放大图像。肿瘤主要为高分化腺癌，部分为中分化腺癌。肿瘤表层保存较好。（d）为图b中绿框的放大图像。肿瘤进展部分可见黏液生成。P53是阴性的

病理诊断

- 乙状结肠：0-Ⅰs型，15 mm×13 mm，高-中分化腺癌，pT1b（SM 6000 μm）、Ly0、V0、pHM0、pVM0、pN1a。
- Ⅲa期：pt1b、pN1a、M0、P0、H0、R0。

病例总结

　　肿瘤位于溃疡性结肠炎受累区域，周围未见异型增生。P53阴性，未进行DNA甲基化分析。在该病例中，由于UC的病程长、癌症发病时患者年龄小以及肿瘤进展部位有黏液产生，我们考虑了UC相关肿瘤的诊断，但我们无法确定。

进展期癌　进展期癌术前很难进行浸润深度诊断

久部高司　　田邉　寬

70多岁，男性（患病20年）

疾病类型：广泛性结肠炎

临床病程：复发缓解型

肉眼类型：无蒂型（边界清楚）

现病史

　　患者诊断为溃疡性结肠炎伴左侧结肠炎，并接受类固醇治疗。发病6年后，病情发展为广泛性结肠炎，此后多次住院。发病20年后，患者接受结肠镜检查监测，诊断为乙状结肠多发结节性病变升的结直肠癌（图2-10-1），并行全结直肠切除术（图2-10-2）。

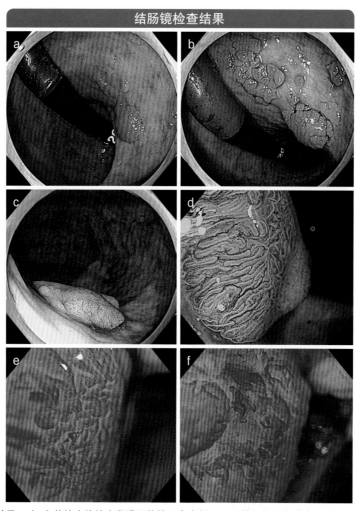

图2-10-1　结肠镜检查结果：（a）传统内镜检查发现乙状结肠有直径15 mm的红斑凸起病变。（b、c）化学染色后内镜下发现病变边界清晰。（d）ME-NBI显示了血管的形状一致，分布和排列对称，表面形态规则，有线形和弓形，边缘隐窝上皮，JNET分类为2A型。（e、f）坑型显示为IV_V型，不规则腺管结构在中间，为V_I轻度不规则型

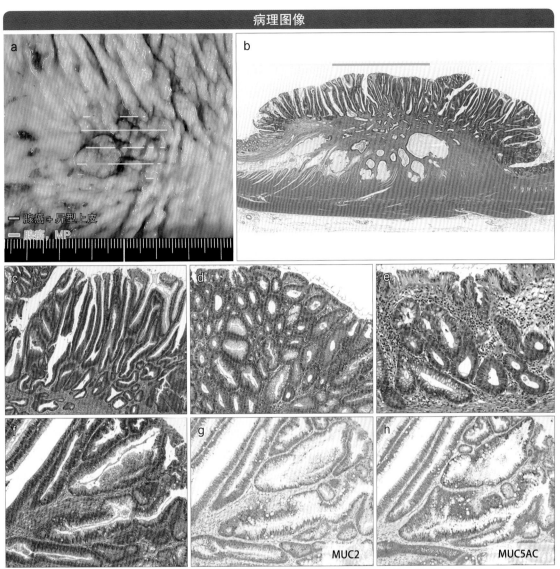

病理图像

图2-10-2 病理图像：（a）黄线表示腺癌和异型上皮，绿线表示恶性肿瘤的深部浸润。肉眼表现为一个30 mm×20 mm的癌，肿块呈微褐色。（b）低倍镜表现发现，最大的结节是一种进展期癌，浸润到固有肌层的表层，伴有细胞外黏液。退化（图a、b中的绿线）。（c、f）组织病理学显示，浅表小管-绒毛极好分化为高分化腺癌。（d）腺瘤区。（e）异型上皮。（g、h）免疫组化，肿瘤的黏液蛋白表型MUC2（g）和MUC5AC（h）部分阳性，与UC相关癌的胃和肠黏液蛋白混合表型一致

病理诊断

- 乙状结肠：Ⅰs型+Ⅱa进展期，30 mm×20 mm，极好分化至高分化腺癌伴腺瘤样形态，上皮发育异常，pT2（MP）、Ly0、V0、BD1、INF、Pn0、pPM0、pDM0、Pn0。
- Ⅰ期：pT2、pN0、M0、P0、H0、R0、Cur A。

病例总结

内镜检查显示表面结构完好，怀疑为早期癌，但进展期癌伴肌层黏液变性，难以判断肿瘤浸润深度。

进展期癌　2型进展期癌伴周围异型增生

久部高司　　田邉　寛

40多岁，男性（患病30年）

疾病类型：广泛性结肠炎

临床病程：复发缓解型

肉眼类型：2型（边界模糊）

现病史

　　患者诊断为溃疡性结肠炎后，接受5-ASA治疗，但此后未来笔者所在医院就诊。发病30年后，他出现了便血和腹泻，并接受了结肠镜检查。患者被诊断为结直肠癌（图2-11-1），并行结直肠全切除术（图2-11-2）。

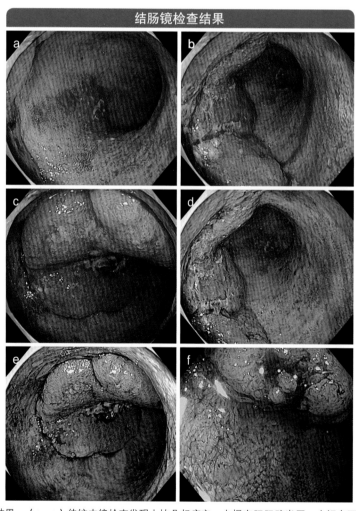

结肠镜检查结果

图2-11-1　结肠镜检查结果：（a~c）传统内镜检查发现大块凸起病变，占据直肠肠壁半周，中间有不规则溃疡。口侧黏膜底部呈红斑和粗糙。（d、e）染色内镜显示病变的边界比较清晰。（f）NBI显示伴有红斑背景黏膜，可以看到血管的形状和分布排列不规则，而表面图案却看不出，JNET分类为2B型

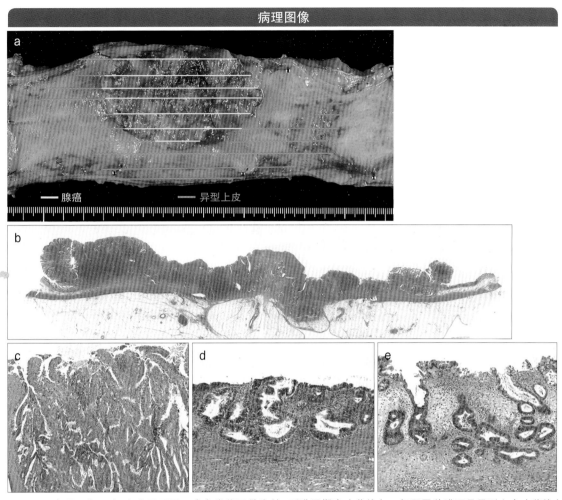

图2-11-2 病理图像：（a）肉眼可见，病变类似于散发性2型进展期癌（黄线），但周围黏膜可见异型上皮（蓝线）。（b）低倍镜表现发现，癌浸润整个直肠层。（c）组织病理学图像显示为肠型中分化管状腺癌。（d、e）周围黏膜可见异型上皮

病理诊断

- 直肠：2型，80 mm×50 mm，轻度至中度分化腺癌伴异型上皮，pT3（SS）、Ly1a、V0、BD2、INF、Pn1a、pPM0、pDM0、Pn1a。
- Ⅲa期：pT3、pN1a、M0、P0、H0、R0、Cur A。

本例总结

伴有不典型增生和周围粗糙黏膜的UC相关癌，内镜检查不能排除散发的进展期癌。

进展期癌　进展期癌侵犯浆膜，术前浸润深度诊断困难

久部高司　　田邉　寬

30多岁，男性（患病13年）

疾病类型： 广泛性结肠炎

临床病程： 慢性连续型

肉眼类型： 扁平型（边界模糊）

现病史

　　患者诊断为溃疡性结肠炎并发左侧结肠炎，并接受5-ASA治疗。此后，他继续出现症状并依赖类固醇。发病8年后，他接受了抗TNF-α药物治疗。发病13年后，他接受了结肠镜检查以进行监测。结肠镜检查诊断为结直肠癌（图2-12-1），施行结直肠全切除术（图2-12-2）。

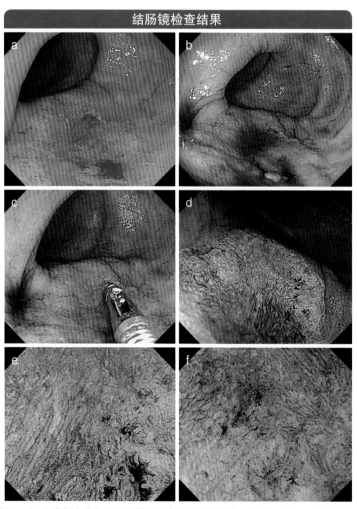

图2-12-1 结肠镜检查结果：（a）常规内镜检查显示横结肠有扁平隆起病变，易碎。（b、c）染色内镜显示边缘清晰和褶皱收敛。（d~f）ME-NBI显示血管形态不规则、不对称，形状、大小、分布和排列不规则。表面形态为不规则边缘隐窝上皮及不可见区，JNET分类为3型

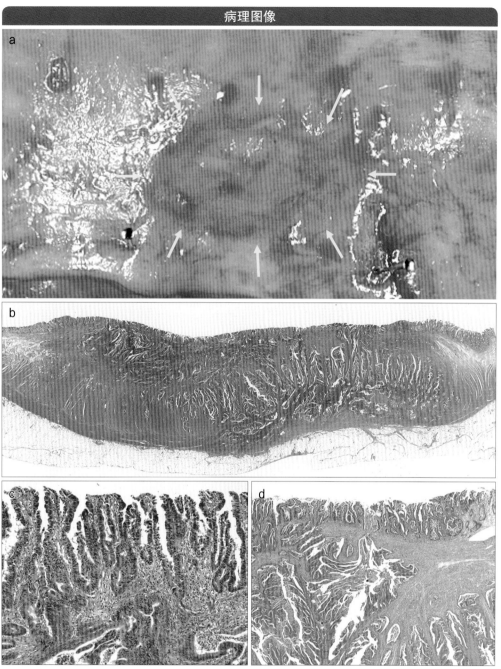

图2-12-2 病理图像：（a）病变是多个病变中的一个。沿横结肠长轴呈椭圆形的轻度凹陷（箭头）。（b）低倍镜发现，该病变为侵袭横结肠全层的进展期癌。（c）组织病理学上，未形成糜烂或溃疡。（d）黏膜固有层除肿瘤中心附近保持相对完整，这可能使肉眼检查难以诊断肿瘤的深度

病理诊断

- 横结肠：5型，30 mm×20 mm，中分化腺癌，pT3（SS）、Ly1b、V0、BD2、INF、Pn1a、pPM0、pDM0、pN1b。

- Ⅲb期：pT3、pN1b、M0、P0、H0、R0、A。

病例总结

　　内镜检查显示病变呈扁平状，长度较低，但由于其浸润全层并伴有黏膜内病变，因此难以诊断肿瘤的深度。

进展期癌　边界模糊的进展期癌

久部高司　田邉　寬

30多岁，男性（患病13年）

疾病类型：广泛性结肠炎

临床病程：慢性连续型

肉眼类型：浅表隆起型（边界模糊）

现病史

　　患者诊断为溃疡性结肠炎伴左侧结肠炎，并有类固醇依赖。发病8年后，患者使用抗TNF-α药物治疗。发病13年后，患者进行结肠镜检查（图2-13-1）进行监测，并行结直肠全切除术（图2-13-2）。

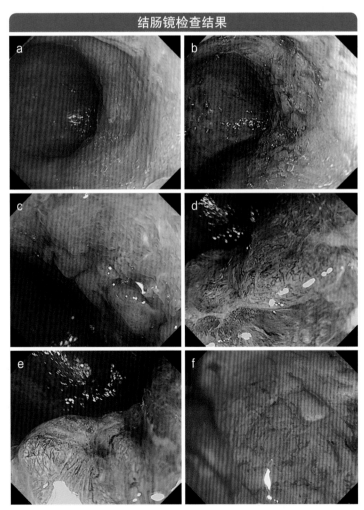

结肠镜检查结果

图2-13-1　结肠镜检查结果：（a）常规内镜检查显示乙状结肠黏膜红斑粗糙伴糜烂。（b、c）染色内镜检查显示颗粒状、表面隆起的病变，不清楚。弱放大镜下可见细小颗粒，呈天鹅绒状。（d、e）ME-NBI显示病变中央血管形态不规则，分布、排列不对称，表面形态不可见，JNET分型为2B型。（f）腺管开口形态为V_i高度不规则型

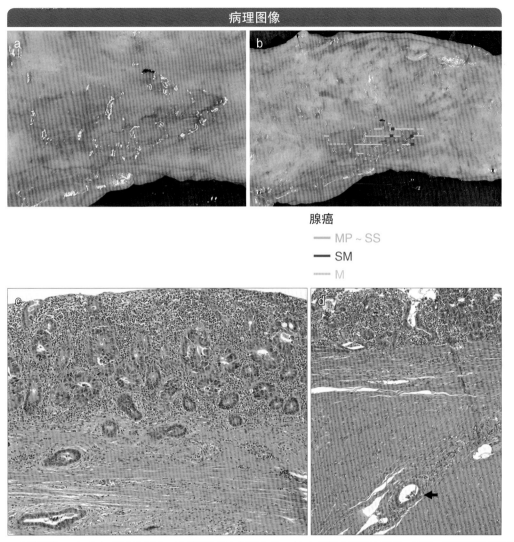

病理图像

腺癌

— MP ~ SS

— SM

— M

图2-13-2 病理图像：（a）与病例10相同，乙状结肠病变轻微凸起。（b）黄线为黏膜内腺癌，红线、绿线提示癌深部浸润。（c）组织学类型为高分化管状腺癌。（d）大多数病变位于黏膜内，但也有一些侵犯固有肌层（箭头）

病理诊断

- 乙状结肠Ⅱa进展期，55 mm×15 mm，分化良好的腺癌，pT2（MP）、Ly1a、V0、BD1、INF、Pn0、pPM0、pDM0。

病例总结

内镜下轻度凸起且边界模糊的病变怀疑为早期癌，但它是部分侵犯内在肌层的进展期癌。

进展期癌　进展期癌的随访参照炎性息肉

久部高司　　田邉　寛

50多岁，男性（患病5年）

疾病类型： 广泛性结肠炎

临床病程： 慢性持续型

肉眼类型： 1型（边界清楚）

现病史

　　患者诊断为溃疡性结肠炎，给予5-ASA治疗。发病2年后出现炎症，在结肠镜检查中发现肝曲息肉用于评估活动度。随访期间，EMR可以用于诊断部分病变，但是不能用于诊断肿瘤。发病5年后，病变加重，患者被诊断为癌症晚期，进行结肠镜检查（图2-14-1）和钡灌肠检查（图2-14-2），并接受结直肠次全切除术（图2-14-3）。

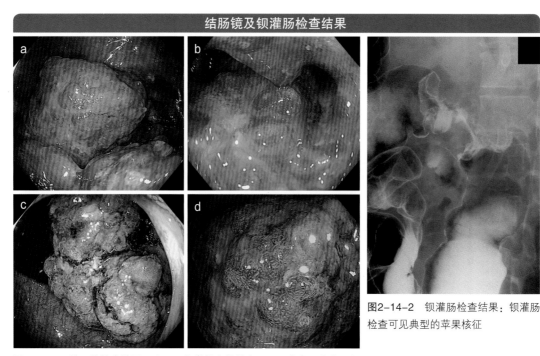

结肠镜及钡灌肠检查结果

图2-14-2　钡灌肠检查结果：钡灌肠检查可见典型的苹果核征

图2-14-1　结肠镜检查结果：（a~c）常规内镜检查显示肝曲有一个表面红色的多结节隆起型病变伴白色渗出物。病变为环周型，病变本身难以深入观察。病变表面光滑，未见明显恶性表现。（d）表面形态规则，边缘隐窝，JNET分型为2A型。活检未见恶性肿瘤

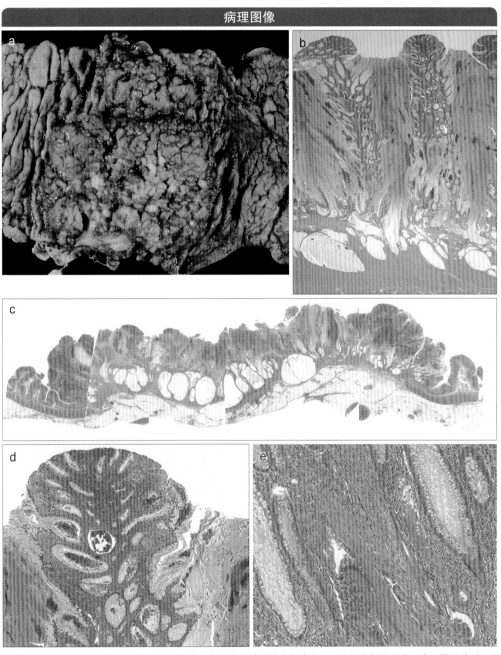

图2-14-3 病理图像：（a）大体上，横结肠内发现一个环状多结节性隆起病变。（b）狼疮样表现，癌已侵犯浆膜下层并伴有细胞外黏液变性。（c）单个结节隆起具有炎症性息肉样形态，提示为分化良好的腺癌。（d）肿瘤和非肿瘤上皮在病变内混杂，使其难以区分，在无浸润的情况下，癌的诊断可能困难。（e）较深的肿瘤导管过度分化为潘氏细胞

病理诊断

- 横结肠：1型，80 mm，极分化腺癌伴部分细胞外黏液变性，pT3（SS）、Ly0、V0、BD1、INF a、Pn1a、pPM0、pDM0、pN0。

- Ⅱa期：pT3、pN0、M0、P0、H0、R0、Cur A。

病例总结

　　炎性息肉经病理证实为癌变，仅观察肿瘤表层很难鉴别是否癌变。

进展期癌　进展期癌周围平坦的早期癌

久部高司　　田邉　寬

30多岁，女性（患病14年）

疾病类型： 左半结肠炎

临床病程： 复发缓解型

肉眼类型： 5型（边界模糊）

现病史

　　患者诊断为直肠炎、溃疡性结肠炎，给予5-ASA治疗，但未来笔者所在医院就诊。发病12年后患者复发，重新开始5-ASA治疗。在发病14年后，进行了结肠镜检查来评估患者的活动度。患者经结肠镜检查确诊为进展期结直肠癌（**图2-15-1**），行全结直肠切除术（**图2-15-2**）。

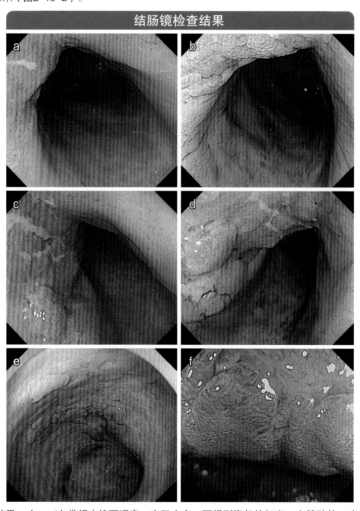

图2-15-1　结肠镜检查结果：（a~d）常规内镜下观察：直肠内有一不规则隆起的红斑，占管腔的一半，伴有不规则的凹陷。应用靛蓝染色后，病变边界模糊，即使抽气后也不明显。（e）病变的肛侧，有一个边界清楚的低隆起病变。（f）同区域ME-NBI显示，血管表面大部分被WOS遮挡，但部分形状均匀，分布和排列对称、规则，在均匀的WOS形态基础上，表面图案规则。根据WOS形态均匀，其表面图案规则，判断JNET分型为2A型

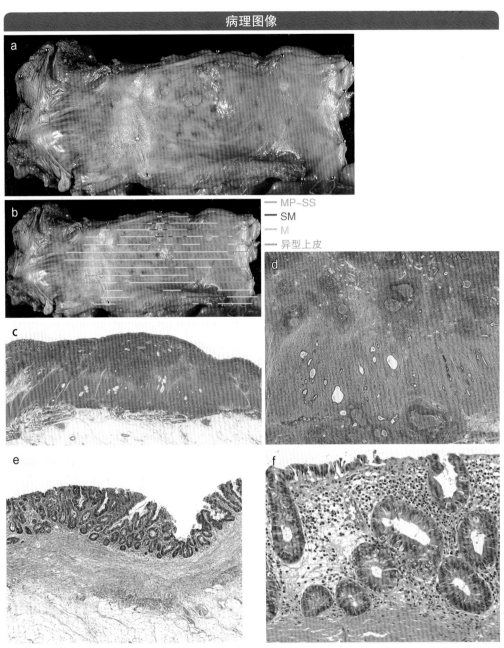

图2-15-2　病理图像。（a）直肠的环状病变。大体上，黏膜萎缩，扁平隆起。（b）腺癌和上皮不典型增生示意图。（c）狼疮样表现，癌已部分侵犯直肠全层。（d）稍靠近口侧，有一个分化良好的管状腺癌侵犯到浆膜下层，但它并不是进展期癌的典型大体图像，像树根一样向下浸润。（e、f）周围黏膜被分化良好的管状腺癌或异型上皮广泛覆盖，包括扁平隆起

病理诊断

- 直肠：5型，125 mm，极高至高分化腺癌伴异型上皮，pT3（SS）、Ly1b、V1a、BD1、INF b、PnO、pPM0、pDM0、PnO。
- Ⅱa期：pT3、pN0、M0、P0、H0、R0、Cur A。

病例总结

　　主病变肛肠侧伴有边界清楚的LST，为进展期癌，也是一种高分化腺癌。

进展期癌　进展期癌伴周围扁平的早期癌

久部高司　　田邉　寛

50多岁，女性（患病25年）

疾病类型： 左侧结肠炎

临床病程： 复发缓解型

肉眼类型： 5型（边界模糊）

现病史

　　患者诊断为溃疡性结肠炎，接受5-ASA治疗，此后未来笔者所在医院就诊。发病25年后，患者出现上腹部疼痛和腹泻，并进行结肠镜检查，发现结肠内多发不规则隆起病变。经结肠镜检查诊断为进展期结直肠癌（图2-16-1），行结直肠全切除术（图2-16-2）。

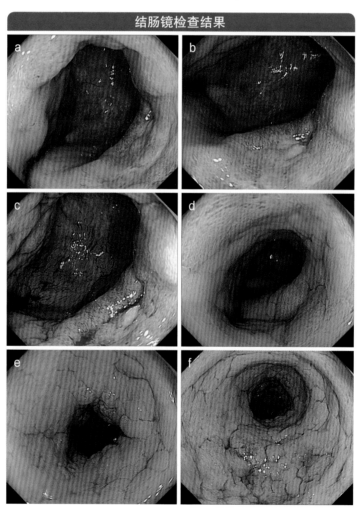

结肠镜检查结果

图2-16-1　结肠镜检查结果：（a～d）常规内镜下降结肠处有一红斑，不规则隆起的病变，占据管腔的一半，伴有不规则的凹陷。应用靛蓝染色后，病变边界模糊，即使充气后也不明显。（e、f）病变的肛侧可见管腔连续狭窄病变，黏膜表面增厚，病变低且隆起不明显

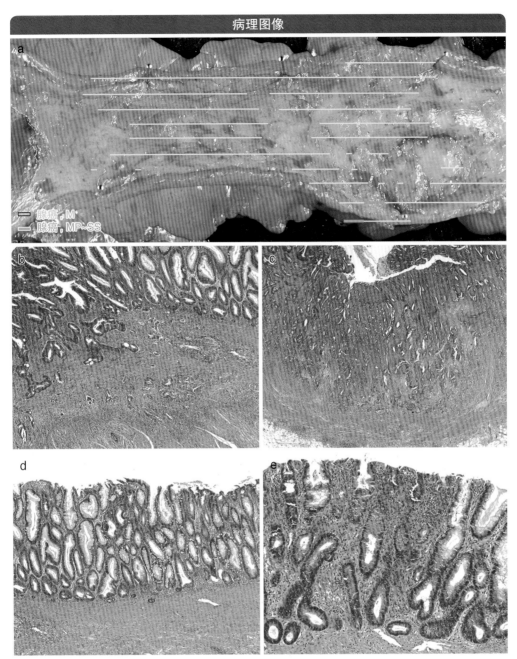

图2-16-2 病理图像：（a）这是与病例4相同病例的多个病变之一。切除标本呈不规则黏膜表现，长约15 cm（黄线、绿线）。（b）组织病理学上，病变表现为广泛的极好分化至中度分化的管状腺癌。（c）大多数病变在黏膜内，有部分侵犯至固有肌层和浆膜下。（d、e）病变部分区域呈腺瘤状和异型上皮

病理诊断

- 降结肠：5型，145 mm，高分化至中分化腺癌伴腺瘤样及异型上皮，pT3（SS）、Ly1a、V0、BD1、INF、Pn1a、pPM0、pDM0、pN0。

- Ⅱa期：pT3、pN0、M0、P0、H0、R0、Cur A。

病例总结

    管腔狭窄是癌的可疑表现，需要仔细观察。

进展期癌　伴特殊形态的进展期癌

久部高司　　田邉　寛

30多岁，男性（患病11年）

疾病类型： 广泛性结肠炎

临床病程： 复发缓解型

肉眼类型： 复合型（边界清楚）

> 现病史
>
> 　　患者在治疗肛周瘘时被诊断为溃疡性结肠炎，并接受类固醇和5-ASA治疗。发病11年后，患者接受了结肠镜检查以评估疾病的活动度。患者被诊断为结直肠癌（图2-17-1），行结直肠全切除术（图2-17-2）。

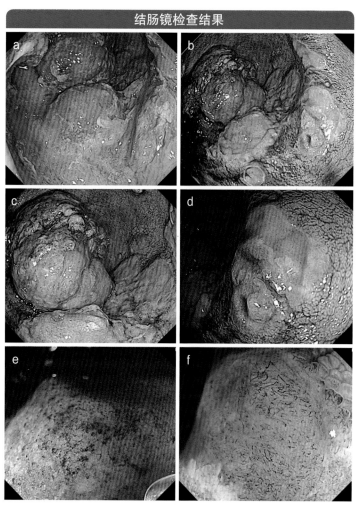

图2-17-1　结肠镜检查结果：（a～d）常规内镜检查显示直肠红斑，结节状，高，不规则隆起的病变，周围有不规则隆起的黏膜表面。（e、f）ME-NBI显示结节性、凹陷性病变，血管形态不规则、不对称，分布排列不均匀，无表面形态，JNET分类为3型

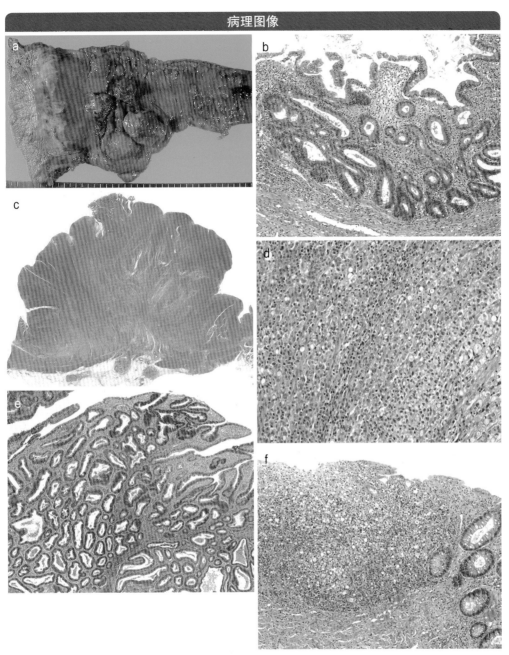

图2-17-2 病理图像：（a）多发癌个案。大体可见直肠内有多个大小不等的隆起性结节。（b）组织学上，在结节状病变周围，周围黏膜有许多发育不良的上皮灶。（c）低倍镜表现发现，大的、微白色的结节状病变是累及整个直肠壁的进展期癌。（d）大的、微白色的结节状病变是由低分化腺癌发展而来的。（e）主要由分化良好的管状腺癌发展而来的中等大小的红斑性结节病变为黏膜内癌或黏膜下浸润。（f）半球状隆起考虑为转移性病变，因为其组织学图像与隆起型相似，尽管其主要由生长于黏膜的低分化腺癌组成

病理诊断

- 直肠：1型，60 mm×50 mm，低分化腺癌伴印戒细胞癌和高分化区，pT3（SS/A）、Ly1c、V1a、INF、Pn1a、pPM0、pDM0、pN2b。

- Ⅲc期：pT3、pN2b、M0、P0、H0、R0、Cur A。

病例总结

　　进展期癌具有独特的大体形态和不同的组织学成分。

进展期癌　狭窄区的进展期癌

久部高司　　田邉　寛

30多岁，男性（患病14年）

疾病类型：广泛性结肠炎

临床病程：慢性连续型

肉眼类型：狭窄型（边界模糊）

现病史

　　患者诊断为溃疡性结肠炎，并接受类固醇和5-ASA治疗。随后接受了类固醇和白细胞去除疗法。发病14年后，行结肠镜检查，在降结肠区发现全周狭窄，经结肠镜检查（图2-18-1）和钡灌肠检查（图2-18-2）诊断为结直肠癌，并行结直肠全切除术（图2-18-3）。

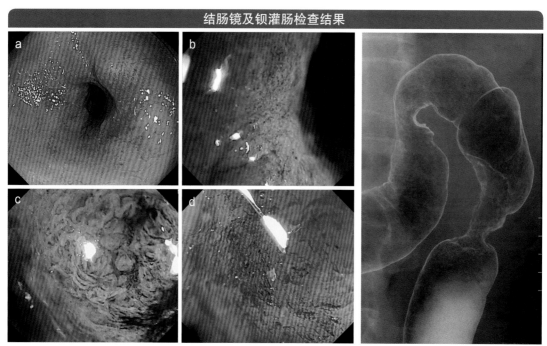

结肠镜及钡灌肠检查结果

图2-18-1　结肠镜检查结果：（a）常规内镜检查显示降结肠环状狭窄病变，内镜不能通过。（b、c）ME-NBI合并显示血管形态不均匀、不对称、分布、排列不规则，表面形态不规则，病变右侧有不均匀的弓形边缘隐窝上皮，左侧无。（d）深坑形态为V,高度不规则型，深坑轮廓不清，管腔变窄

图2-18-2　钡灌肠检查结果：钡剂灌肠造影显示肠道环周性狭窄及肠壁硬化

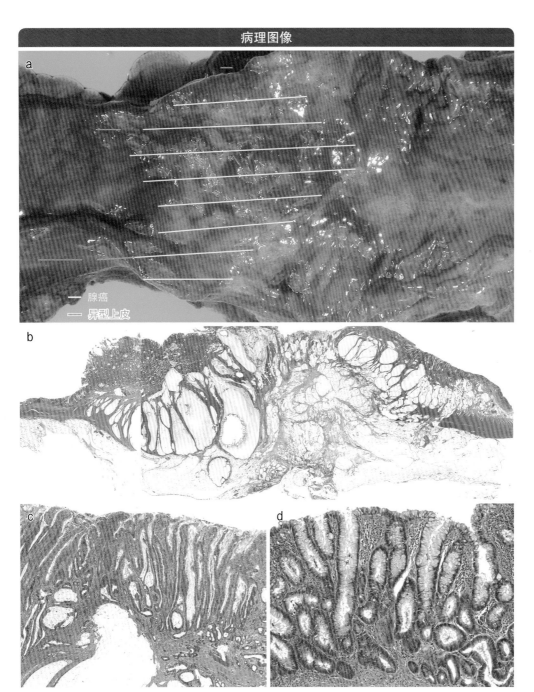

图2-18-3　病理图像：（a）肉眼可见降结肠狭窄处（黄线）有一5型环周病变。（b）低倍镜表现发现，病变为侵袭所有层的进展期黏液腺癌。（c）组织病理学表现为中等分化的管状腺癌。（d）发现部分周围区域异型上皮（A，蓝线）

- 降结肠：5型，50 mm，极好分化至中分化腺癌伴细胞外黏液变性（黏液腺癌）和异型上皮，pT4a（SE）、Ly1b、V1a、BD1、INF b、Pn1a、pPM0、pDM0、pN2b。

- Ⅳ期：观察pT4a、pN2b、M0、P3、H0、R2、Cur C淋巴结转移及腹膜播散。

　　结果是进展期癌引起的典型的狭窄。

进展期癌　下直肠的进展期癌

久部高司　　田邉　寛

60多岁，男性（患病30年）

疾病类型： 广泛性结肠炎

临床病程： 复发缓解型

肉眼类型： 5型（边界模糊）

> 现病史
>
> 　　患者诊断为溃疡性结肠炎，并接受5-ASA治疗。发病30年后进行结肠镜检查和超声内镜检查，发现直肠不规则隆起型病变（图2-19-1）。患者被诊断为直肠癌，并接受了全结肠切除术（图2-19-2）。

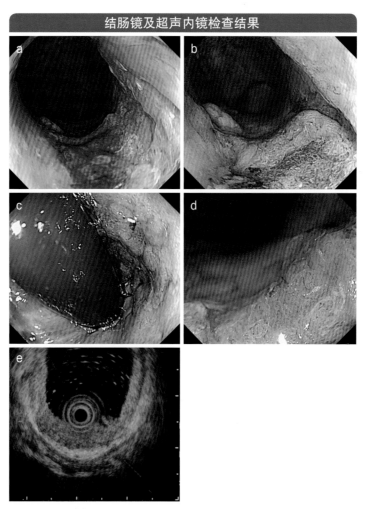

图2-19-1　结肠镜检查结果：（a~d）常规内镜检查显示直肠处有一红斑，为不规则隆起的病变，占据从直肠下部到齿状线的管腔的1/3。染色内镜检查显示，在病变的口侧观察到一个小的、低隆起的病变，在肛侧有一个凹陷。（e）超声内镜检查结果：超声内镜显示不规则低回声区，深至第三层

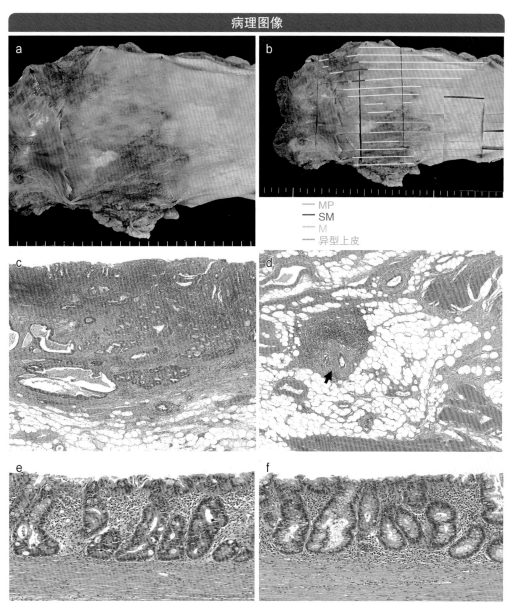

图2-19-2 病理图像：（a、b）直肠环周病变，与病例13相似。肉眼可见黏膜萎缩和部分褐色黏膜，但宏观上似乎没有进展期癌的证据。大多数病变为黏膜内癌（黄线）。（c）部分区域黏膜下层大量浸润（图b，红线）。（d）在适当肌肉层之间的间质中可见少量癌腺体（箭头）（图b，绿线）。（e、f）口侧存在异型上皮（f）（图b，蓝线），与癌（e）一致，使诊断困难

- 直肠：5型，130 mm，高至中分化腺癌伴异型上皮，pT2（MP）、Ly1b、V1a、BD1、INF b、Pn0、pPM0、pDM0、pN1a。

- Ⅲa期：pT2、pN1a、M0、P0、H0、R0、Cur A。

Rb在进展期癌中相对较难发现。

进展期癌　进展期直肠癌

川崎啓祐　　永塚　真　　菅井　有　　松本主之

50多岁，男性（病程8年）

疾病类型：广泛性结肠炎

临床病程：慢性持续性

肉眼类型：无蒂型（边界清楚）

现病史

　　患者50多岁时出现腹泻、贫血和体重减轻等症状。诊断为广泛性结肠炎型溃疡性结肠炎，给予药物（5-ASA和糖皮质激素）治疗。从那时起，患者对类固醇产生依赖。在结肠镜检查（图2-20-1）和钡灌肠检查（图2-20-2）中，发现直肠进展期癌，并接受了全结直肠切除术和回肠造口术。根据X线片、常规内镜和放大内镜检查结果，考虑病变为进展期癌，行手术切除（图2-20-3）。

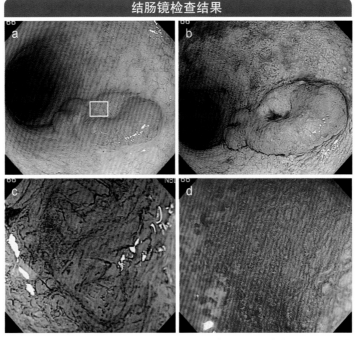

结肠镜检查结果

图2-20-1　结肠镜检查结果：（a）直肠上部有一隆起型病变，呈红色，伴有凹陷。它有张力，在口侧有收敛的褶皱。（b）染色内镜图像。边界和浅表凹陷更明显，肿瘤周围无不典型增生。（c）白色部分的NBI放大内镜图像。结构消失，可见不规则扩张的血管。（d）白色部分染色放大内镜图像。观察到密集的、不规则的小凹坑

病理诊断

- 直肠：2型，34 mm×22 mm，高到中分化腺癌，pT2（MP）、Ly1、V1、pPM0、pDM0、pN0。Ⅰ期：pT2、pN0、M0、P0、H0、R0。

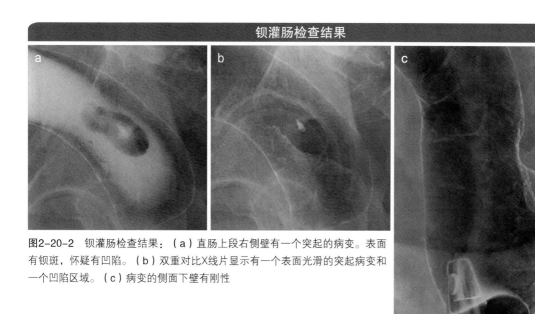

钡灌肠检查结果

图2-20-2 钡灌肠检查结果：（a）直肠上段右侧壁有一个突起的病变。表面有钡斑，怀疑有凹陷。（b）双重对比X线片显示有一个表面光滑的突起病变和一个凹陷区域。（c）病变的侧面下壁有刚性

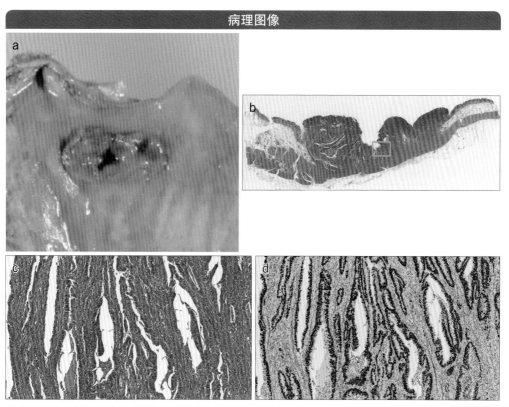

病理图像

图2-20-3 病理图像：（a）切除标本。直肠有一个突的病变，中央有一个34 mm×22 mm的凹陷。（b）放大内镜图像示，周围黏膜未见异型上皮，肿瘤细胞已侵及固有肌层。（c）为图b中绿框的放大图像（HE染色）。肿瘤区域表现为高至中分化管状腺癌。（d）为图b中绿框的P53染色图像。P53在肿瘤区域呈强阳性

病例总结

  肿瘤位于溃疡性结肠炎受累区域，周围区域无异型上皮，但肿瘤区域P53高阳性，提示为UC相关肿瘤。钡灌肠及结肠镜检查显示肿瘤深度诊断并不困难。

进展期癌　分化良好的进展期癌

川崎啓祐　　永塚　真　　菅井　有　　松本主之

30多岁，男性（患病8年）

疾病类型：广泛性结肠炎

临床病程：未知

肉眼类型：表面隆起型（边界清楚）

> 现病史
>
> 患者在20多岁时曾有间歇性上腹痛，未予重视。30多岁时出现腰痛、黄疸、贫血，被诊断为原发性硬化性胆管炎和溃疡性结肠炎，随后给予5-ASA和激素治疗。1年后，结肠镜检查显示升结肠有隆起性的病变（图2-21-1），患者接受了活体肝移植和右半结肠切除术（图2-21-2）。

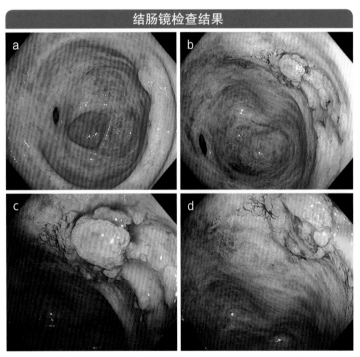

结肠镜检查结果

图2-21-1　结肠镜检查结果：（a）有一个隆起的病变，与升结肠周围黏膜的色调相同。背景黏膜虽有异常血管化，但未见明显糜烂或溃疡，提示溃疡性结肠炎处于缓解期。（b）染色内镜下图像示，边界清晰，充气状态下延伸良好，但口侧有轻度收敛。肿瘤周围没有不典型增生的证据。（c）口腔侧表面有绒毛状突起。（d）在图b中隆起的口侧有一个容易出血的凹陷区。由于上述发现，怀疑为黏膜下深层浸润，因此进行了手术切除

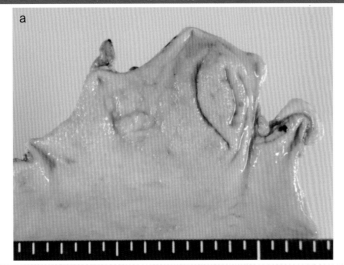

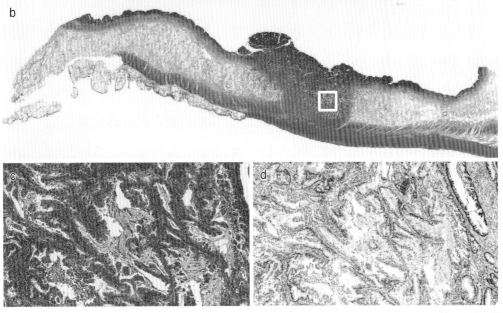

图2-21-2 病理图像：（a）切除标本。升结肠有一个扁平隆起的病变，大小为23 mm×21 mm。（b）放大内镜图像示，周围黏膜未见异型上皮，肿瘤细胞侵及固有肌层。（c）为图b（HE染色）中白框的放大图像。肿瘤区域表现为高至中分化管状腺癌。（d）P53染色图像。P53在肿瘤区域呈强阳性表达

病理诊断

- 升结肠：5型，23 mm×21 mm，高至中分化腺癌，pT2（MP）、Ly2、V0、pHM0、pVM0、pN0。Ⅰ期：pT2、pN0、M0、P0、H0、R0。

病例总结

该患者患有原发性硬化性胆管炎。由于肿瘤位于溃疡性结肠炎受累区域，且P53阳性，诊断为UC相关瘤变。由于肿瘤为隆起病变伴明显凹陷，充气状态下延伸较好，故考虑浸润深度为黏膜下深层浸润。已侵犯固有肌层。这个案例比预期的要复杂。

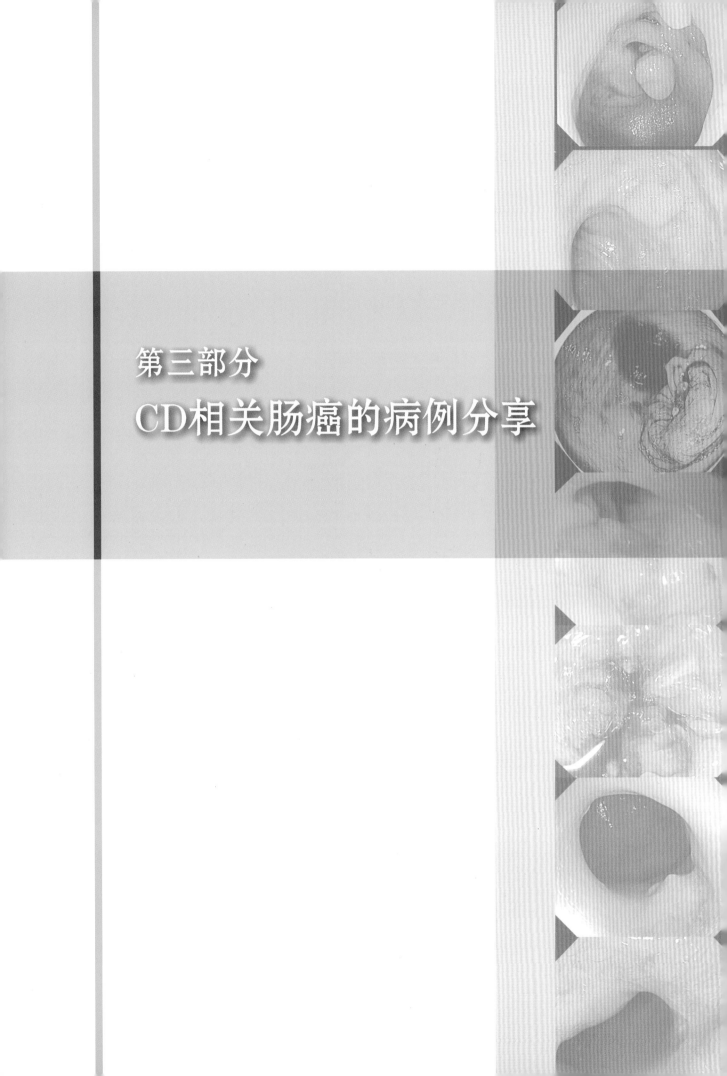

第三部分
CD相关肠癌的病例分享

经内镜诊断的回肠早期癌

二見喜太郎　　田邉　寛

40多岁，男性，SL型，患病26年

十几岁时	因腹痛发作被诊断为克罗恩病。同年，患者接受了回盲部切除术。
30岁时	患者因顽固性肛周脓肿转诊至笔者所在医院。挂线引流后，应用免疫调节剂和生物制剂来治疗肠道炎症。
4年后	病情得到缓解，但发生了肛门直肠狭窄的并发症。之后多次在麻醉下进行扩肛来治疗肛门直肠狭窄，并在内镜下进行监测。
5年后	在回肠结肠吻合口的红色息肉的周围黏膜中，通过连续3次活检（**图3-1-1**）检测到异型上皮，患者接受了手术。小肠造影和计算机断层扫描未检测到肿瘤性病变。CEA：1.7 ng/mL。
	手术：回结肠切术，淋巴结清扫，端端吻合。切除近肛侧10 cm和近口侧10 cm（总共切除20 cm）。

结肠镜检查结果

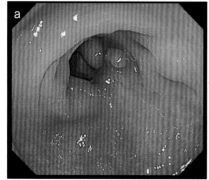 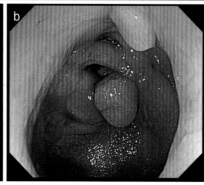

图3-1-1　结肠镜检查结果：（a）在回肠结肠吻合口近口侧发现两个红斑息肉样病变。（b）即使是特写镜头视图，周围黏膜也无可疑的非典型性的发现，但通过活组织检查发现了异型上皮细胞

病理图像

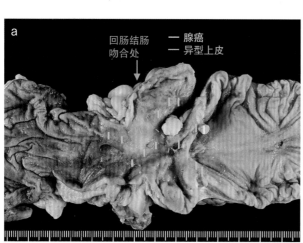 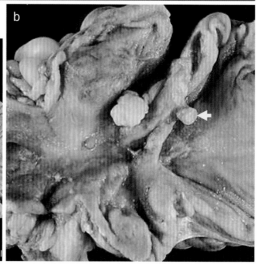

图3-1-2　切除的大体标本：（a）组织学面积差异用彩色线条表示。回肠结肠吻合处（绿色箭头）有一个息肉样病变（大小为6 mm，黄色线）。黄线显示腺癌，蓝线显示回肠结肠吻合口周围有轻度不典型增生的异常上皮区域。（b）癌的近景（黄色箭头）

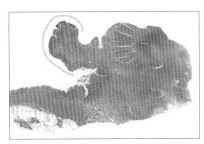

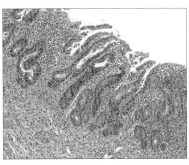

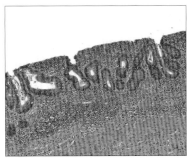

图3-1-3　放大内镜图像：分散的区域由高分化的癌和侵犯所有黏膜层的肿瘤细胞组成

图3-1-4　腺癌的HE染色：息肉样病变的组织学显示为高分化管状腺癌

图3-1-5　异型上皮的HE染色：周围黏膜表现为低分化的上皮组织。很难确定是再生性的还是肿瘤性的，并且难以辨认

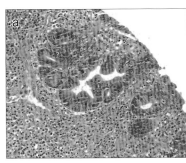

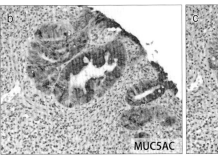

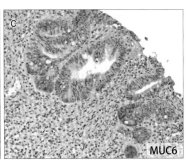

图3-1-6　腺癌的免疫组织化学HE染色：（a）腺癌的HE染色。（b）MUC5AC和（c）MUC6染色对肿瘤细胞部分呈阳性，显示混合胃黏蛋白表型

【病理诊断】

- 回肠：0～Ⅰp型，6 mm，高分化的腺癌伴异型上皮，pTis（M）、Ly0、V0、BD1、INFa、pPM0、pDM0、pN0（图3-1-2～图3-1-6）。
- 0期：pTis、pN0、M0、H0、R0、Cur A。

【病例总结】

　　关于异型上皮，不仅在溃疡性结肠炎中，同时在克罗恩病上都存在诊断困难问题。主要病变周围经常出现非典型腺管（图3-1-2和图3-1-5）。然而，大多数异型上皮都被强烈的背景炎症所改变，很难清楚地确定它们是再生性的还是肿瘤性的。

　　在进行结肠镜检查时，观察回肠和主动活检是必要的监测。

在肠梗阻手术中诊断的多发性回肠癌

二見喜太郎　　田邉　寬

30多岁，女性，SL型，患病16年

20多岁时	开始出现肠梗阻，3年后诊断为克罗恩病，同时患有1型糖尿病并开始应用胰岛素治疗。患者接受了旁路手术和狭窄成形术。
肠道手术后10年	未进行药物治疗；然而，患者因病变复发引起的多处狭窄导致肠梗阻而住院，并接受了紧急手术。术中发现两处癌症病变（图3-2-1）。在小肠造影或计算机断层摄影中没有发现肿瘤病变的证据。 CEA：2.1 ng/mL。CA19-9：962 U/mL。 手术：回肠部分切除术，淋巴结清扫，端端吻合，术中快速病理诊断（高分化腺癌）。

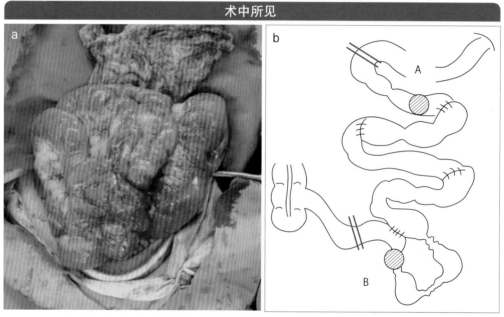

图3-2-1　（a）术中所见：剖腹探查时发现弥散性的病变。在探索患者的肠道时，触诊整个肠道仅发现单个肿块。（b）两个病变位置的示意图：一个位于先前狭窄部位（A），另一个位于旁路的盲袢（B）

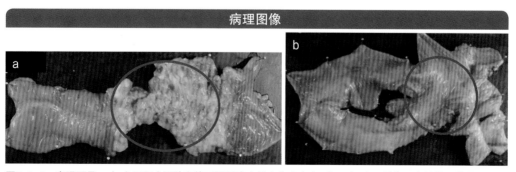

图3-2-2　肉眼可见：（a）回肠全周狭窄伴不规则溃疡性病变（病变A）。（b）一处位于盲袢的且伴有中央溃疡的高位病变（病变B）

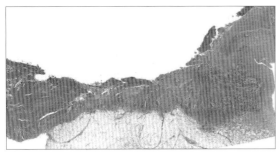

图3-2-3　病变A的狼疮样表现图像：近口侧的回肠病变（病变A）占据整个肠周，且肿瘤几乎与褪色的区域重合（大体图，图3-2-2a）

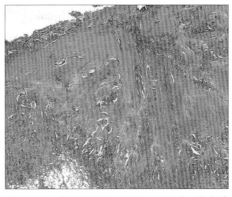

图3-2-4　病变A的组织学图片：3型进展期癌伴有全层广泛浸润和溃疡的中分化管状腺癌

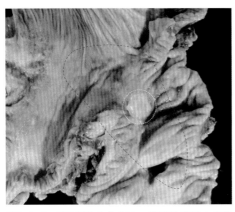

图3-2-5　病变B的大体标本：肛侧的病变（病变B）其位于短路术后肠外侧的吻合口附近。黏膜内小病变和表面暴露的黏膜下癌可以在黄色圆圈中看到，但大多数肿瘤似乎已经扩散到黏膜下层或浆膜下层，如红线所示

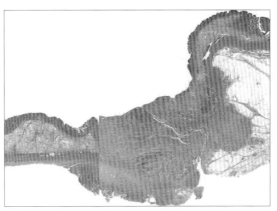

图3-2-6　病变B的狼疮样表现图像：肛侧的回肠病变（病变B）主要为中分化管状腺癌伴低分化区，而3型进展期癌累及整个回肠壁

病理诊断

- 口侧的回肠病变（A）：3型，120 mm，中分化腺癌，pT4a（SE）、Ly1c、V1a、BD1、Pn1b、pPM0、pDM0、pN2a。

- 肛侧的病变（B）：3型，80 mm×40 mm，高分化至中分化腺癌，伴低分化区，pT4a（SE）、Ly1c、V1a、BD2、Pn1b、pPM0、pDM0、pN2a。Ⅳ期：pT4a、pN2a、M0、P3、H0、R2、Cur C。

病例总结

　　两种导致回肠梗阻的进展期回肠癌在一名长期停止任何医疗的患者中发现。口侧的病变（病变A）是一个占据整个肠腔的肿瘤，且几乎与褪色区域重合（大体图，**图3-2-2a**），是3型进展期癌（**图3-2-3和图3-2-4**）。肛侧的病变（病变B，**图3-2-2b**、**图3-2-5和图3-2-6**）位于短路手术后的肠吻合口旁。两处病变表现出明显的淋巴浸润、淋巴结转移，浆膜面有大量播散性病变。

多发性狭窄术后病理诊断同期四倍体回肠癌

二見喜太郎　　田邉　寬

40多岁，女性，SL型，患病22年

20多岁时	因肛周病变发病。
10年后	被诊断为溃疡性结肠炎。
发病13年后	患者因回肠穿孔接受了紧急手术，被诊断为克罗恩病。手术后1年，复发了，开始在笔者所在医院接受治疗。执行的治疗包括营养治疗、免疫调节剂治疗以及使用手指或机械探条进行肛门扩张。后来，生物治疗和回肠狭窄的内镜扩张术仍在继续，但3次内镜扩张活检均未发现任何异型上皮。
在笔者所在的机构接受了7年的治疗后	患者再次出现肠梗阻症状，无法进行再次内镜扩张治疗。活动性病变明显；然而，术前小肠造影检查未发现任何癌灶（**图3-3-1**）。CEA：0.9 ng/mL。CA19-9：3.0 U/mL。
手术：	（1）回肠部分切除术（53 cm，包括先前的吻合），端端吻合。
	（2）回结肠切除术（14 cm，包括以前的吻合），端端吻合，剩余的小肠170 cm。

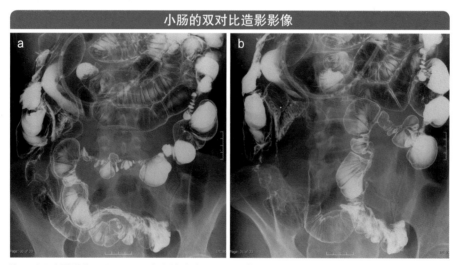

图3-3-1　小肠的双对比造影影像：（a）回肠多发性的狭窄和纵向溃疡。（b）回肠结肠吻合口狭窄，但在切除的标本中，即使有差异，也没有在大体上发现癌性病变

病理诊断

● 回肠，所有病变（①、②、③、④）大体不可见。

1.0-Ⅱc型，50 mm×15 mm，分化良好的腺癌，pT1a（SM1，100 μm）、Ly0、V0、BD1、pPM0、pDM0、pN0（病变①，图中的绿线，**图3-3-2**和**图3-3-3**）。

2.0-Ⅰs型，10 mm×8 mm，高分化腺癌，pTis、Ly0、V0、BD1、pPM0、pDM0、pN0（病变②，图中的蓝线，**图3-3-2**和**图3-3-4**）。

3.0-Ⅰs型，15 mm×10 mm，分化良好的腺癌，pTis、Ly0、V0、BD1、pPM0、pDM0、pN0（病变③，图中的黄线，**图3-3-2**和**图3-3-5**）。

4.0-Ⅱa型，3 mm×3 mm，分化良好的腺癌，pTis、Ly0、V0、BD1、pPM0、pDM0、pN0（病变④，图

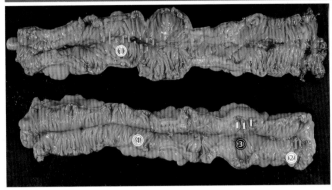
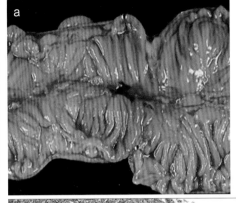

图3-3-2　切除的大体标本：切除的标本显示了4个病变(①、②、③、④)

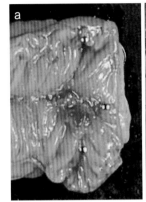
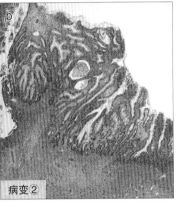

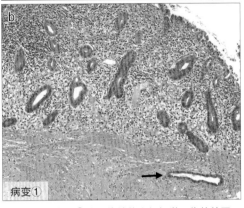

图3-3-4　病变②的大体结构和组织学图像的特写：（a）病变②伴有克罗恩溃疡。（b）病变②为黏膜内癌

图3-3-3　病变①的大体结构和组织学图像的特写：（a）近口侧的病变①，伴有克罗恩溃疡。（b）近口腔侧的病变①表现为轻度黏膜下浸润（黄色箭头）

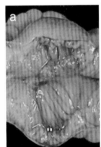
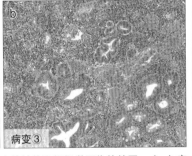
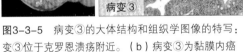

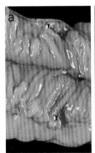
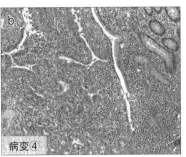

图3-3-5　病变③的大体结构和组织学图像的特写：（a）病变③位于克罗恩溃疡附近。（b）病变③为黏膜内癌

图3-3-6　病变④的大结构和组织学图像的特写：（a）病变④伴发克罗恩溃疡。（b）病变④为黏膜内癌

中的红线，**图3-3-2**和**图3-3-6**）。

Ⅰ期：pT1a、pN0、M0、P0、H0、R0、Cur A。

病例总结

在本例中，在纵向溃疡附近或回肠的狭窄处共发现4种早期癌（**图3-3-2**）。最近口侧的病变（①）表现为轻度黏膜下层侵袭（**图3-3-3**中的箭头），近肛门直肠侧病变②～④均为黏膜内癌（**图3-3-4～图3-3-6**）。发生于纵向溃疡附近或狭窄处的早期癌在临床上很难与溃疡性病变或炎症性息肉区分开来，而且很少在术前诊断出来。在许多情况下，这些病变可能通过分割切除的标本和仔细地检查来诊断。

病例分享　CD相关肠癌　病例4

具有横向生长肿瘤样形态的进展期回肠癌

川崎启祐　池上幸治　藤原美奈子　松本主之

40多岁，女性，超微隆起型，患病10年

疾病类型：小肠和结肠型克罗恩病

临床病程：复发缓解型

大体形态：超微隆起型（边界清楚）

患者在30多岁时被诊断为小肠和结肠型克罗恩病，此后一直处于复发缓解型。40多岁时进行的X线检查（**图3-4-1**）和低倍内镜检查（**图3-4-2**），显示回肠末端有脂肪结节颗粒状隆起病变，活检诊断为高度发育不良，并进行了回盲肠切除术。组织学显示为横向生长肿瘤样形态的进展期回肠癌（**图3-4-3**）。

双重对比X线照相

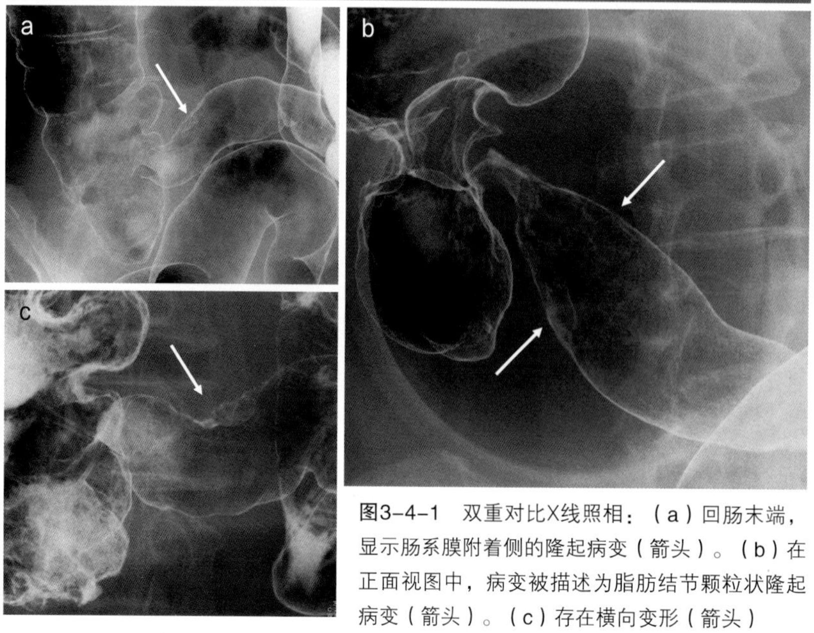

图3-4-1　双重对比X线照相：（a）回肠末端，显示肠系膜附着侧的隆起病变（箭头）。（b）在正面视图中，病变被描述为脂肪结节颗粒状隆起病变（箭头）。（c）存在横向变形（箭头）

病理诊断

- 回肠：Ⅱa型，53 mm × 30 mm，高分化腺癌，pT2（MP）、Ly0、V0、pHM0、pVM0、pN0。
- Ⅰ期：pT2、pN0、M0、P0、H0、R0。

病例总结

一种具有侧向生长样形态的肿瘤，发生于8年前的活动性疾病部位（**图3-4-2a**）。据报道，克罗恩病中的小肠和大肠癌发生在高度活动性病变、狭窄和肥大处。因此，它们很难通过内镜检查观察到，并且经常在进展期病例中发现。在这个病例中，大多数病变为黏膜内癌，边界清楚（**图3-4-3**），可以行放大内镜观察。

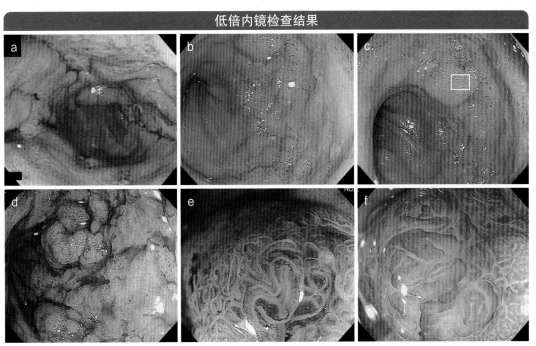

图3-4-2　低倍内镜检查结果：（a）染色内镜检查的常规观察（8年前）：回肠末端有纵向溃疡。（b）正常观测（运行时）：回肠末端显示与周围黏膜同样色调的脂肪颗粒黏膜。（c）颗粒不均匀，近口侧有结节，延伸很好。（d）染色扩散图像。（e）NBI放大图像（图c中的白框）。几乎没有不规则血管。（f）用龙胆紫染色的放大内镜图像（图c中的白框）。可见树枝状或长柔毛状的凹坑。它被认为是黏膜内病变，因为它是回肠末端的脂肪结节颗粒状隆起病变，在放射学上有侧向生长样形态，但过去在同一区域有溃疡，在传统内镜下有良好的扩展，在NBI和染色放大内镜下有较少的血管和不规则结构。手术切除是因为病变位于回肠，延伸超过半周

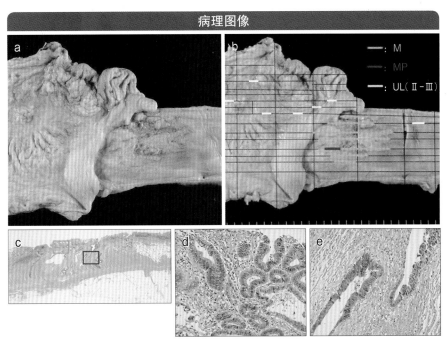

图3-4-3　病理图像：（a）切除标本。回肠末端可见颗粒状、肥大、隆起的病变。（b）对应关系，黄色线表示溃疡，蓝色线表示黏膜内癌，红色线表示侵犯肌层的癌。（c）放大图像。肌层增厚。（d）为图c中蓝框的放大图像（HE染色）。黏膜中可见非典型腺管增生，相当于严重的发育不良。（e）为图c中红框的放大图像（HE染色）。在某些区域可以看到MP流入

左锁骨上窝淋巴结转移，诊断为回肠癌

二見喜太郎　　田邉　寛

40多岁，女性，S型，患病29年

十几岁时　开始腹泻。1年后，发现肛周脓肿。

2年后　　患者被诊断为克罗恩病，并在笔者所在医院开始治疗。患者接受了两次肠切除术，同时进行了术后营养管理，并在术后复发时进行了免疫调节剂和生物制剂治疗。

第2次手术13年后　患者因肠梗阻住院。入院时发现左锁骨上淋巴结肿大（图3-5-1a）。仔细检查发现多个部位（左锁骨上、主动脉旁和肠系膜）的淋巴结肿大（图3-5-1b）。在小肠的放射学检查中，未发现癌性病变（图3-5-2）。

根据内镜检查结果（图3-5-3）和左锁骨上淋巴结活检结果显示转移性腺癌（图3-5-4），回肠癌被诊断为低分化腺癌，这被认为是主要病变（图3-5-5）。CEA：2.2 ng/mL。CA19-9：292 U/mL。

CT检查结果

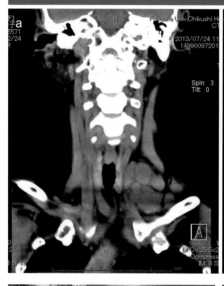
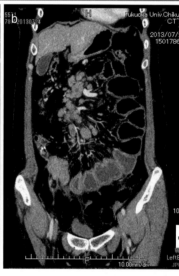

图3-5-1　CT检查结果：（a）左锁骨上窝淋巴结肿大。（b）腹部主动脉周围、肺门和肠系膜淋巴结肿大

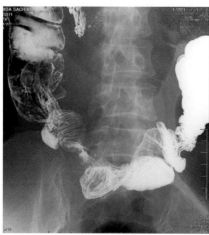
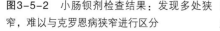

图3-5-2　小肠钡剂检查结果：发现多处狭窄，难以与克罗恩病狭窄进行区分

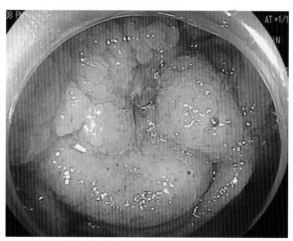

图3-5-3　小肠内镜检查结果：对回肠狭窄的黏膜下肿瘤样隆起进行活检，并确定病理结果

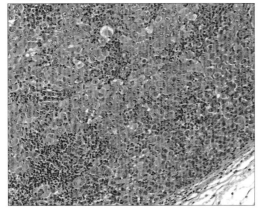

图3-5-4　左锁骨上窝淋巴结肿大的活检：一种转移性的低分化腺癌

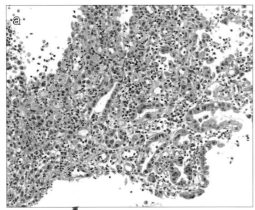
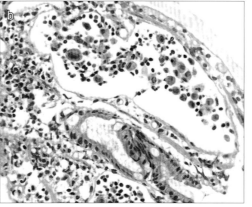

图3-5-5　回肠狭窄的活检：（a）认为是原发性肿瘤，介于高分化～低分化腺癌。（b）癌侵犯了回肠黏膜扩张的淋巴管

病理诊断

- 回肠癌症，环状，3型，高分化至低分化腺癌。
- Ⅳ期：M（淋巴结）PxH0N4 Tx。

病例总结

　　本例为左锁骨上窝淋巴结转移的回肠癌之一。回肠病变的临床过程和影像学诊断很困难。

因小肠狭窄行术前结肠镜检查，诊断为乙状结肠癌

二見喜太郎　　田邉　寬

40多岁，男性，SL型，病史22年

十几岁时	以肛周病变起病。
12年后	患者被诊断为CD，并开始治疗。患者做过两次肠道手术（小肠切除术和狭窄成形术）和多次肛周挂线引流手术。生物制剂等药物治疗超过20年，同时行居家肠内营养治疗。

近期患者主诉反复肠梗阻，因一处小肠狭窄加重行手术治疗。术前肠镜提示乙状结肠有一处发红的隆起型病变（图3-6-1），活检提示为高分化腺癌。CEA：1.9 ng/mL。CA19-9：5.0 U/mL。

手术：（1）乙状结肠切除术、淋巴结清扫、端端吻合。

　　　　（2）克罗恩病部分回肠切除术、侧侧吻合。

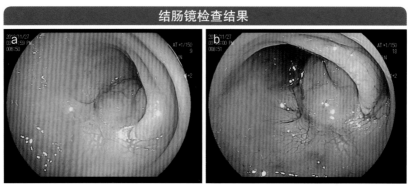

结肠镜检查结果

图3-6-1　结肠镜检查结果：（a）发红隆起型病变（直径30 mm）。（b）染色内镜可见黏膜皱襞聚集

病理图像

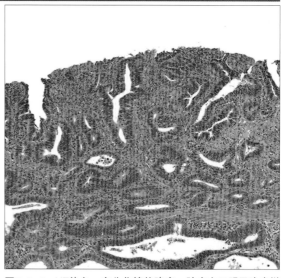

腺癌

图3-6-2　切除标本大体表现：乙状结肠可见一长度为20 mm的Ⅰs样隆起型病变（黄线）

图3-6-3　HE染色：高分化管状腺癌，肿瘤内无明显腺瘤样成分

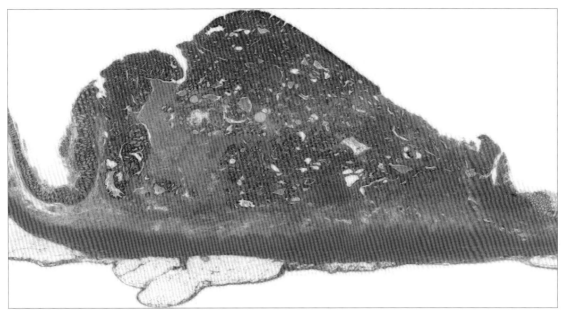

图3-6-4 肿瘤低倍内镜表现：肿瘤已侵犯乙状结肠黏膜下深层

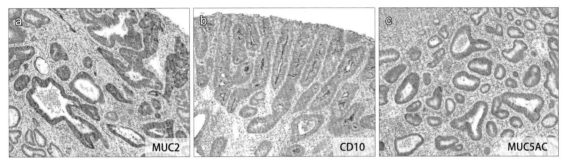

图3-6-5 免疫组化染色：（a、b）大部分肿瘤细胞MUC2和CD10阳性，以肠型黏液表现为主。（c）少量肿瘤细胞MUC5AC阳性，提示存在部分胃型黏液表型

病理诊断

- 乙状结肠：0-Ⅰs型，20 mm×15 mm，高分化腺癌，pT1b（SM，7500 μm）、Ly0、V0、IBFb、BD1、pPM0、pDM0、pN0。

- Ⅰ期：pT1b、pN0、M0、P0、H0、R0、Cur A。

病例总结

　　乙状结肠高分化管状腺癌，侵犯乙状结肠黏膜下深层（**图3-6-2～图3-6-4**）。肿瘤内无明显腺瘤成分。肿瘤的黏液表型为胃肠混合型（**图3-6-5**）。病变缺乏腺瘤性成分和混合胃肠特征，提示这是一个炎症性肠病相关癌变。炎症性肠病相关癌变的发生通路与结直肠癌不同，无腺瘤成分并不少见。

反复腹痛行内镜精查，诊断为升结肠癌

二見喜太郎　田邉　寬

50多岁，女性，L型，病史24.8年

20多岁时	因便血起病。但是长达11年，患者未接受任何药物治疗。
40多岁时	患者出现了肛周脓肿，诊断为CD，接受了引流治疗，同时开始进行生物制剂治疗。2年后，肠镜和钡剂造影发现升结肠糜烂和炎症性息肉（**图3-7-1**、**图3-7-2**），活检未见癌组织。
3年后	CEA：3.6 ng/mL。CA19-9：17.0 U/mL。
	手术：右半结肠根治术、淋巴结清扫、端端吻合。

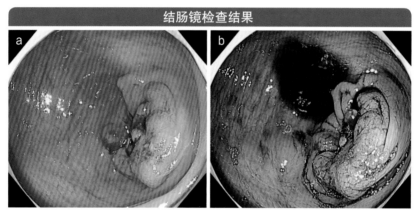

结肠镜检查结果

图3-7-1　结肠镜检查结果：（a）升结肠见一2型环周病变。（b）染色内镜下见细颗粒样改变

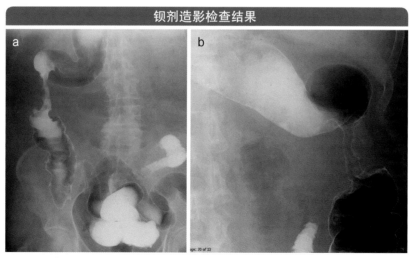

钡剂造影检查结果

图3-7-2　钡剂造影检查结果：（a）仰卧位：升结肠见苹果核样改变。（b）俯卧位：升结肠见一长段严重狭窄

图3-7-3 切除标本大体表现：升结肠见一3型环周肿瘤（黄色箭头），口侧肠管轻度扩张，黏膜发红

图3-7-4 肿瘤低倍内镜表现：黏液性癌侵犯肠壁全层

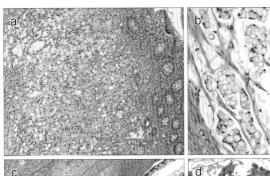

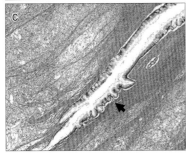

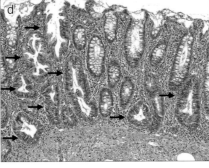

图3-7-5 肿瘤的显微镜下表现：（a）大部分癌细胞可见细胞内黏液变性。（b）悬浮在胞外黏液变性中的癌细胞显示出细胞黏附性。（c）可见超高分化腺癌（箭头）。（d）此外，病变肛侧可见一小片异型上皮（箭头）

病理诊断

- 升结肠：3型，70 mm，超高分化至低分化腺癌伴有胞内和胞外黏液变性（黏液腺癌）（**图3-7-3**、**图3-7-4**）和异型上皮（**图3-7-5d**），pT4a（SE）、Ly1b、V1a、INF b、Pn1a、pPM0、pDM0、pN2a。
- Ⅲc期：pT4a、pN2a、M0、P0、H0、R0、Cur A。

病例总结

　　升结肠3型环周肿瘤（**图3-7-3**中的黄色箭头）。病理上是黏液腺癌侵犯肠壁全层（**图3-7-4**）。大部分癌细胞可见细胞内黏液变性（**图3-7-5a**）和高分化腺癌（**图3-7-5a**中的箭头）。炎症性肠病相关癌变中黏液腺癌发生率高，很多病变存在多种病理学特点（**图3-7-5**）。

术中确诊为横结肠硬癌

二見喜太郎　　田邉　寬

20多岁，男性，SL型，病史2年

20多岁时	以肛瘘起病。
起病后1年	因主诉腹痛，经仔细检查后诊断为SL型CD。通过CT和钡灌肠检查发现横结肠脾曲有一个10 cm长的狭窄病变伴肠壁增厚（图3-8-1、图3-8-2）。结肠镜见脾曲环周狭窄（图3-8-3），活检阴性。直肠糜烂处活检见肉芽肿。小肠造影提示盆腔小肠溃疡伴变形。肛周病变可见多个瘘管瘢痕和皮赘。CEA：1.6 ng/mL。CA19-9：23 U/mL。
	手术：左侧横结肠切除术、淋巴结清扫、端端吻合。术中病理快切发现黏液腺癌。

CT检查结果、钡灌肠检查结果、结肠镜检查结果

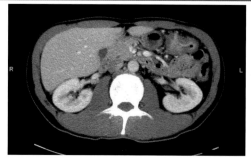

图3-8-1　CT检查结果：横结肠脾曲见狭窄性病变伴肠壁增厚

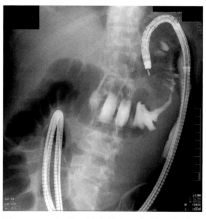

图3-8-2　钡灌肠检查结果：经结肠镜给予水溶性造影剂，影像学可见脾曲环周狭窄

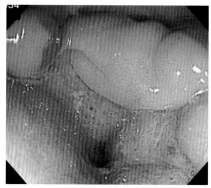

图3-8-3　结肠镜检查结果：横结肠狭窄，怀疑肿瘤，但活检未见癌细胞

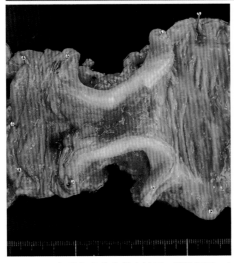 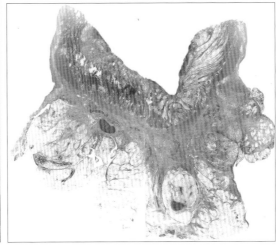

图3-8-4　切除标本大体检查结果：横结肠见—3　图3-8-5　低倍内镜所见：横结肠3型进展期癌
型环周进展期肿瘤，肠腔狭窄，口侧肠管轻度扩张

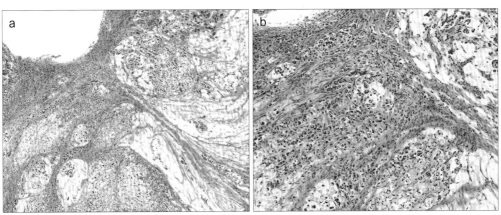

图3-8-6　HE染色：（a）病变是由低分化腺癌导致的黏液腺癌，伴有显著血管浸润。（b）图a的放大观

病理诊断

- 横结肠：3型，50 mm，低分化腺癌伴明显胞内和胞外黏液变性（黏液腺癌），pT4a（SE）、Ly1c、V1b、INF c、Pn1b、pPM0、pDM0、pN2b。
- Ⅲc期：pT4a、pN2b、M0、P0、H0、R0、Cur A。

病例总结

　　该肿瘤是横结肠的3型进展期癌，病理为黏液腺癌伴有显著血管浸润（图3-8-4～图3-8-6）和多发淋巴结转移。日本大部分克罗恩病相关结直肠癌发生于直肠乙状结肠区，像病例7这样发生于其他部位的很少见。但是，黏液腺癌是最常见的组织类型，发生于直肠肛管的癌也是如此。

多块活检诊断为上段直肠癌

二見喜太郎　　田邉　寛

30多岁，男性，SL型，病史19年

10多岁时　以肛瘘起病。同时诊断为CD，并开始进行营养治疗。

5年后　　肛瘘复发，成功进行挂线引流。

10年后　发现回肠直肠瘘，给予保守治疗。

起病18年后　患者主诉梗阻症状、回肠直肠瘘、肛门狭窄、广泛肛瘘，以及肛周脓肿。患者首先在麻醉下行肛周手术（切开、挂线和活检），然后行肠道手术（肠段切除、回肠造口和直肠上段楔形切除）。术后8个月复查内镜（**图3-9-1**），直肠上段狭窄位置可见黏膜发红充血，活检3块，病理诊断为黏液腺癌。CT未见局限性病变或转移灶，钡剂造影见全结肠跳跃性溃疡瘢痕，横结肠、降结肠有大于4 cm长的肠段狭窄。CEA：2.3 ng/mL。CA19-9：1.0 U/mL。手术：全结肠切除术（直肠离断）、淋巴结清扫、回肠造口。

结肠镜检查结果

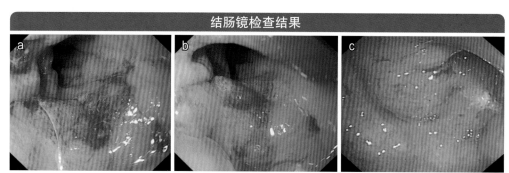

图3-9-1　结肠镜检查结果：（a）直肠上段狭窄处可见黏膜充血发红。（b）黏膜易出血伴凹凸不平。（c）肛侧可见黏膜下肿瘤样隆起

病理图像

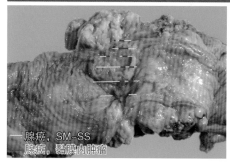

—腺癌，SM-SS
腺癌，黏膜内肿瘤

图3-9-2　切除直肠的大体表现：直肠（Ra）可见一几乎环周的狭窄性肿瘤伴肠管扩张。黏膜内肿瘤用红线标记，侵犯至黏膜下和浆膜下的肿瘤用黄线标记。黏膜由小巢状超高分化管状腺癌组成，其间穿插有非肿瘤性炎症性息肉，使其难以从大体识别病变

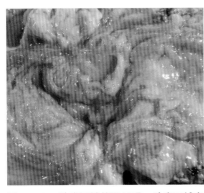

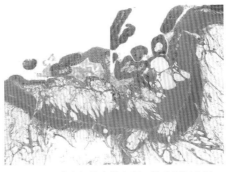

图3-9-3　肿瘤区域的近景观：肿瘤区域变形，但难以大体识别

图3-9-4　肿瘤低倍内镜表现：肿瘤侵及全层，但侵及区域缺乏纤维间质反应，黏液变性明显，肿瘤内表面有非肿瘤性炎性息肉

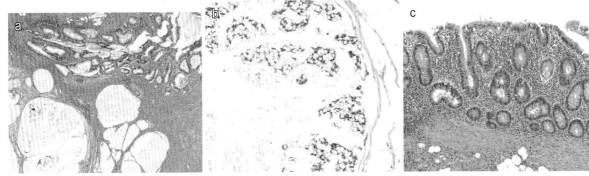

图3-9-5　HE染色：（a、b）进展期癌主要由超高分化管状腺癌组成，伴有胞内和胞外黏液变性。（c）周围区域可见散存的异型上皮灶

病理诊断

- 直肠：5型，40 mm，超高至高分化腺癌伴胞内和胞外黏液变性，以及异型上皮，pT3（SS）、Ly0、V0、BD1、INF b、Pn1a、pPM0、pDM0、pN0。
- Ⅱa期：pT3、pN0、M0、P0、H0、R0、Cur A。

病例总结

　　病理上，该肿瘤大体难以识别（**图3-9-2**、**图3-9-3**），因为黏膜由小巢超高分化管状腺癌和非肿瘤性炎性息肉组成（**图3-9-4**、**图3-9-5**）。此外，癌浸润区缺乏纤维间质反应，伴周围非肿瘤黏膜下层显著黏液变性和纤维化。周围非肿瘤黏膜下层的纤维化可能是由克罗恩病引起的炎症或先前楔形切除术引起的。炎症性肠病相关癌通常难以识别或有不典型的大体表现。这可能是由于背景因素，如炎症、溃疡和瘢痕化、瘘管和炎症息肉的存在，以及肿瘤本身的性质，包括其分化程度、表现、侵袭方式和细胞外黏液变性所致。在本病例中，黏膜病变表现为淡淡的颜色改变，很难通过结肠镜进行诊断。此外，活检位置值得商榷，在获得明确的癌症诊断之前，需要重复活检。

门诊活检诊断为下段直肠和肛管癌
伴广泛肛周侵犯

二見喜太郎　　田邉　寬

30多岁，女性，SL型，病史12.5年

20多岁时	以腹痛起病。诊断CD并在同一年接受了肛管直肠手术。
5年后	患者进行了肠道手术（2个切除操作）和肛管扩张。诊断考虑肛周直肠病变加重，给予7个月药物治疗，但是症状没有改善，因此转诊至笔者所在医院。经肛活检诊断为癌症（**图3-10-1**）。经过仔细检查该肿瘤诊断为环周肛管直肠病变（**图3-10-1~图3-10-5**），侵犯邻近器官。CEA：17.0 ng/mL。CA19-9：57.0 U/mL。

手术：后路全盆腔廓清术、淋巴结清扫术、乙状结肠造口术。

肛周检查结果、钡灌肠检查结果

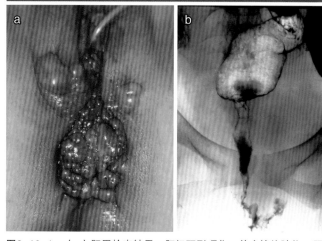

图3-10-1　（a）肛周检查结果：肛门环形硬化，前瘘管处肿物，阴道内肿物形成。在麻醉下进行的动态活检显示为癌组织。（b）钡灌肠检查结果：狭窄性病变从下段直肠累及至肛管，有11 cm长

结肠镜检查结果

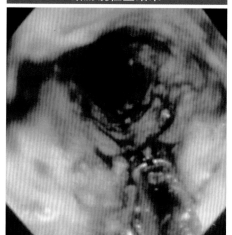

图3-10-2　结肠镜检查结果：直肠和肛管狭窄，不规则溃疡伴不均一颗粒感

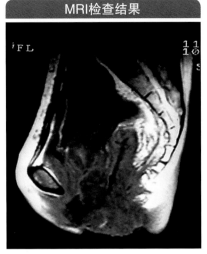

图3-10-3 MRI检查结果：肠壁增厚提示肿瘤侵犯下段直肠，累及会阴区域

病理诊断

- 直肠和肛管：3型，90 mm，黏液腺癌伴印戒细胞癌，pT4b（阴道及子宫）、Ly1c、V1b、pPM0、pDM0、pRM0。
- Ⅲc期：pT4b、pN3、M0、P0、H0、R0、Cur A。

病例总结

术后病理提示3型下段直肠和肛管癌（**图3-10-4**），组织学为黏液腺癌（**图3-10-5**）。

该病例的诊断仅仅是基于肛周区域的视诊和触诊。

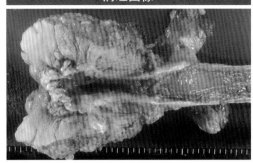

图3-10-4 切除标本大体检查结果：3型下段直肠和肛管癌，环周，肿瘤侵犯子宫和阴道

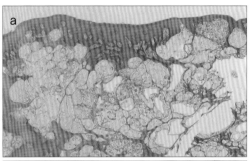

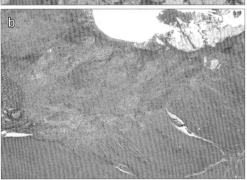

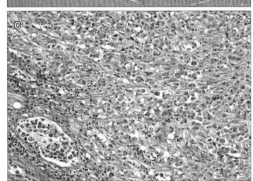

图3-10-5 HE染色：（a）黏液腺癌侵犯肛周皮肤。（b）癌组织侵犯肛管直肠壁。（c）低分化腺癌

因肛周疼痛和黏液便行麻醉下经肛门直肠探查，诊断为下段直肠和肛管癌

二見喜太郎　　田邉　寬

40多岁，男性，SL型，病史12.5年

20多岁时　因肛周脓肿起病。

7年后　诊断为CD。

起病后10年　行肠切除术和狭窄成形术，术后开始进行生物制剂治疗。

术后3年　出现排便时肛周出血、便次增加、肛周疼痛和黏液便。进行了磁共振成像、肛周检查和结肠镜倒镜检查（图3-11-1～图3-11-3），仔细检查后诊断为肛管直肠癌。活检提示低分化腺癌混有黏液成分。直肠冲洗细胞学，为Ⅳ型表现。CEA：0.2 ng/mL。CA19-9：5.0 U/mL。

手术：腹会阴切除术、淋巴结清扫、乙状结肠造口。

MRI检查结果、肛周检查结果、结肠镜倒镜检查结果

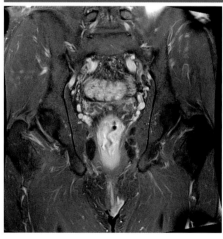

图3-11-1　MRI检查结果：下段直肠和肛管肠壁增厚

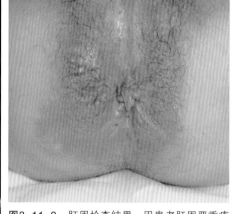

图3-11-2　肛周检查结果：因患者肛周严重疼痛而行麻醉下肛周探查。肉眼观察未见肿块性病变，但是触诊可及肛周痛性硬结和肛管狭窄，指诊触及一直肠肛管肿物

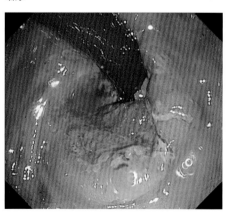

图3-11-3　结肠镜倒镜检查结果：直肠和肛管见一环周不规则溃疡性病变

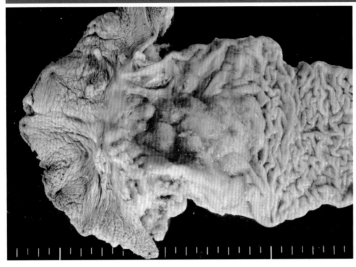

图3-11-4 切除标本大体表现：下段直肠和肛管可见不规则溃疡性浸润性癌，几乎占据整个肠腔

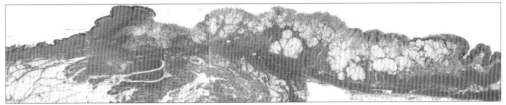

图3-11-5 病理低倍内镜检查结果：进展期癌侵犯肛管直肠全层

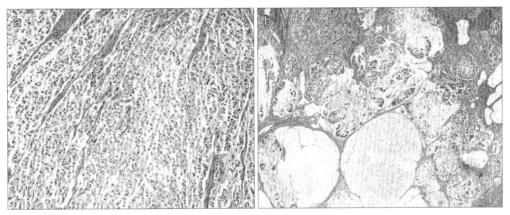

图3-11-6 HE染色：（a）病变主要为低分化腺癌伴胞内和胞外黏液变性。（b）癌组织放大图

病理诊断

- 直肠和肛管：3型，70 mm，低分化腺癌伴胞内和胞外黏液变性（黏液腺癌），pT4a（SE）、Ly1c、V1a、INF c、Pn1a、pPM0、pDM0、pN1b。
- Ⅲb期：pT4a、pN1b、M0、P、H0、R0、Cur A。

病例总结

　　直肠和肛管3型进展期黏液腺癌几乎占据整个肠腔（**图3-11-4～图3-11-6**），伴淋巴结转移。

　　直肠和肛管的黏液腺癌是日本最常见的克罗恩病相关癌，该病例较为典型。

发现肛管不典型增生后20个月通过肠镜倒镜检查诊断为下段直肠和肛管癌

二見喜太郎　田邉　寬

30多岁，女性，SL型，病史17年

10多岁时　起病

4年后　　诊断肛周病变。诊断后5年出现反复肠梗阻。因回肠狭窄、回肠卵巢瘘，患者做了第一次回肠切除术。术后4年疾病复发，开始进行生物制剂治疗。

肠道术后4年半　患者做了一次麻醉下肛周操作（肛管扩张、挂线引流和活检）用于癌症筛查，发现了异型上皮。此后，每隔几个月做一次内镜检查。在发现异型上皮20个月后的一次内镜检查中发现肛管一绒毛状肿瘤（**图3-12-1**）。活检提示为超高分化腺癌。CT上未见明显肿瘤表现（**图3-12-2**）。此外，FDG-PET未见肿瘤病变处浓聚。其间患者的肛周直肠症状无明显变化。CEA：0.6 ng/mL。CA19-9：6.0 U/mL。

手术：腹会阴切除术、淋巴结清扫、横结肠造口。

结肠镜检查结果、CT检查结果

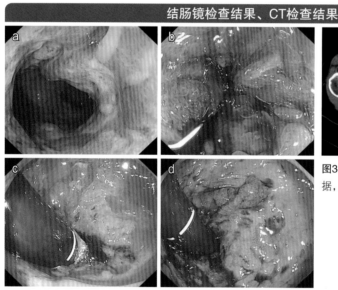

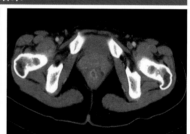

图3-12-2　CT检查结果：肛管无肿瘤证据，无远处转移，无淋巴结肿大

图3-12-1　结肠镜检查结果：（a、b）正面观：肛管发现红色绒毛状肿瘤。（c、d）倒镜观：色素喷洒前后肿瘤病变显示更清晰

病理诊断

- 直肠和肛管：5型，50 mm，超高至高分化腺癌，伴胞外黏液变性（黏液腺癌），pT3（A）、Ly1a、V1a、BD1、INF b、Pn1a、pPM0、pDM0、pRM0、pN0。

- Ⅱa期，pT3、pN0、M0、P0、H0、R0、Cur A。

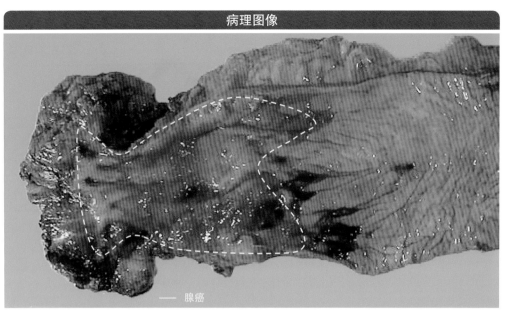

—— 腺癌

图3-12-3　切除标本大体检查结果：直肠（Rb）和肛管5型进展期癌，占据整个肠腔，侵犯范围用黄线标出

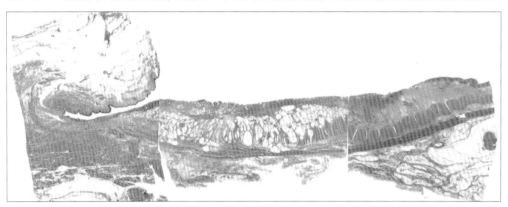

图3-12-4　病理低倍内镜检查结果：病变深度侵犯至直肠外膜

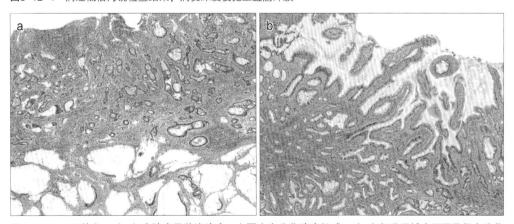

图3-12-5　HE染色：（a）该肿瘤是黏液腺癌，主要由高分化腺癌组成。（b）部分区域表面可见超高分化腺癌

病例总结

　　直肠肛管5型进展期黏液腺癌，几乎占据整个肠腔（图3-12-3～图3-12-5），无淋巴结转移。对于这个患者，肠镜倒镜检查有助于诊断肛管癌。

直肠旷置15年后因分泌黏液诊断为下段直肠和肛管癌

二見喜太郎　　田邉　寬

50多岁，男性，SL型，病史30年

20多岁时	因腹痛起病。
1年后	因肛瘘行手术治疗。
4年后	确诊CD。起病后15年，患者出现了肛周和阴囊脓肿，以及肛管直肠狭窄，转诊至笔者所在医院。进行了肠管切除术、乙状结肠造口和直肠旷置，此后造口没有关闭，接受了传统药物治疗。
造口15年后	患者告诉手术医生肛门有黏液排出。患者在麻醉下进行了经肛探查和结肠镜检查，诊断为黏液腺癌（图3-13-1）。

　　　　　　MRI上未发现肿瘤表现（图3-13-2）。CEA：1.9 ng/mL。CA19-9：5.5 U/mL。

　　　　　　手术：（1）腹会阴切除术、淋巴结清扫、左侧输精管切除、降结肠造口。

　　　　　　　　　（2）右半结肠切除术、端端吻合、CD空肠狭窄成形术。

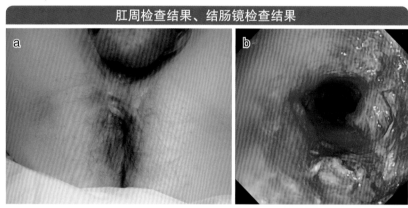

肛周检查结果、结肠镜检查结果

图3-13-1　（a）肛周检查结果：肛周有硬结、压痛和狭窄；门诊无法行肛门指诊。
（b）结肠镜检查结果：直肠和肛管不规则隆起

MRI检查结果	肉眼所见

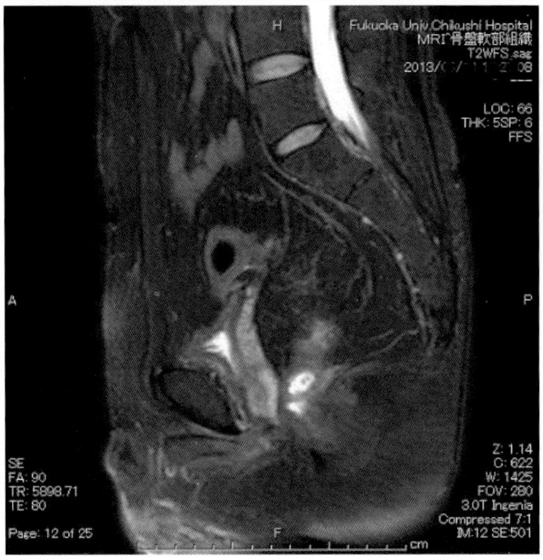

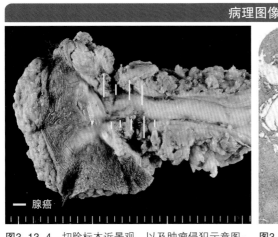

图3-13-2　MRI检查结果：未见肿瘤病变

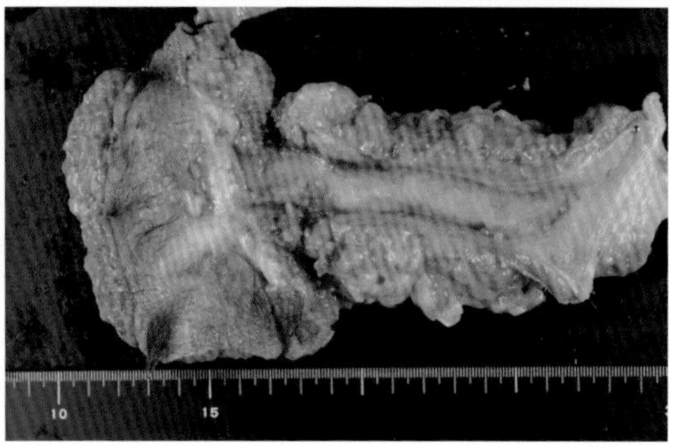

图3-13-3　切除标本大体检查结果：下段直肠和肛管见一5型肿瘤

病理图像

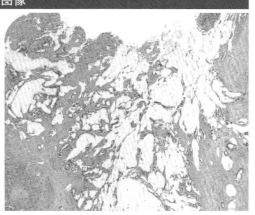

图3-13-4　切除标本近景观，以及肿瘤侵犯示意图：肿瘤病变用黄线标出，占据半个肠腔

图3-13-5　HE染色：高分化管状腺癌伴部分胞外黏液变性，肿瘤已侵犯至直肠外膜

病理诊断

- 直肠和肛管：5型，35 mm，超高至高分化腺癌伴部分胞外黏液变性，pT3（A）、Ly0、V1a、BD1、INF b、Pn1b、pPM0、pDM0、pRM0、pN0。
- Ⅱa期：pT3、pN0、M0、P0、H0、R0、Cur A。

病例总结

　　下段直肠和肛管5型进展期癌，占据半个肠腔（**图3-13-3~图3-13-5**）。肿瘤侵犯至直肠外膜，无淋巴结转移。有必要对旷置的直肠和肛管进行定期检查，即便因造口的存在而没有任何症状。

内镜下回结肠吻合口扩张治疗时诊断为
下段直肠和肛管癌

二見喜太郎   田邉　寬

50多岁，男性，SL型，病史30年

20多岁时　因肠梗阻起病。

1年后　确诊并开始药物治疗。

发病4年后　行肛门手术及第一次肠切除术。此后，患者继续用药物治疗。其间共行3次肠道手术，直肠周围瘘多次复发，并出现了肛门狭窄，予行肛门扩张术。

第1次术后24年6个月　在麻醉下行肛周探查，活检病理提示炎症。后续CT复查未发现癌变（**图3-14-1a、b**）。6个月后行内镜下回肠结肠吻合口狭窄扩张术时发现直肠下段绒毛状肿瘤（**图3-14-1c、d**），活检提示高分化腺癌。其间患者无肛门直肠症状。CEA：1.7 ng/mL。CA19-9：2.0 U/mL。

手术：（1）腹会阴切除术、淋巴结清扫术、回肠造口术。

　　　　（2）克罗恩病回肠结肠旷置旁路术。

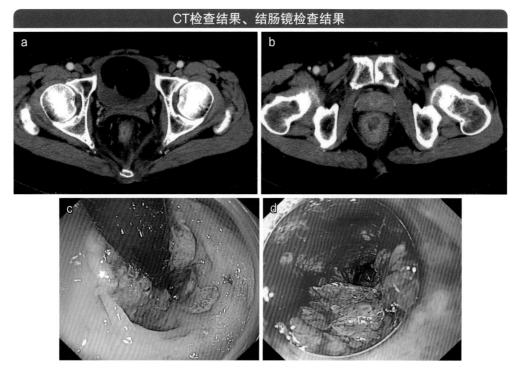

CT检查结果、结肠镜检查结果

a　　b

c　　d

图3-14-1　CT检查结果：（a）直肠上段可见弥散性炎症。（b）直肠下段的癌变部位表现类似炎症反应。结肠镜检查结果：（c）倒镜可见一环形绒毛状肿瘤，病变边界位于直肠下段。（d）直肠下段至肛门可见局限性绒毛状肿瘤

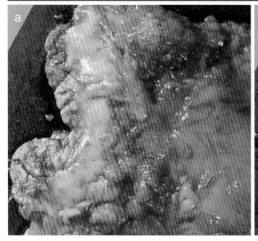
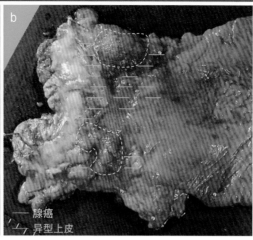

图3-14-2 切除标本大体检查结果和各肿瘤范围示意图：（a）从直肠（Rb）到肛管可见一个隆起型病变，表面部分绒毛状。（b）黄线为腺癌，蓝线为异型上皮

＿腺癌
＿异型上皮

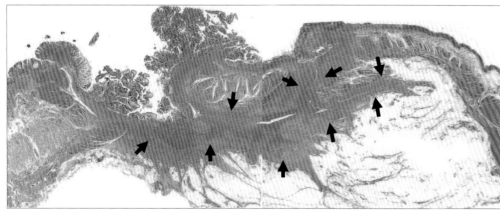

图3-14-3 低倍内镜检查结果：从直肠（Rb）到肛管可见一个隆起型病变，表面部分绒毛状，癌细胞已侵犯直肠外膜。该病变位于瘘管附近（箭头），但没有肿瘤侵入瘘管

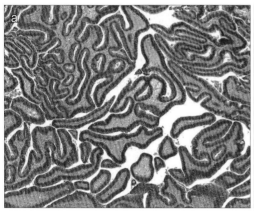
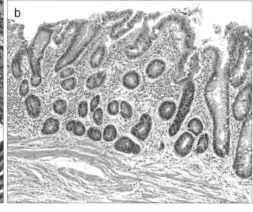

图3-14-4 HE染色：（a）管状绒毛状高分化腺癌。（b）在周围区域可见异型上皮

病理诊断

- 直肠和肛管：Ⅰ型进展期，35 mm，超高至高分化腺癌（图3-14-2、图3-14-3和图3-14-4a）伴异型上皮（图3-14-4b）、pT3（A）、Ly0、V0、BD1、INF a、Pn0、pPM0、pDM0、pRM0、pN0。

- Ⅱa期：pT3、pN0、M0、P0、H0、R0、Cur A。

病例总结

　　直肠（Rb）至肛管Ⅰ型进展期癌（图3-14-2），侵犯直肠外膜。该病变位于瘘管附近（箭头），但肿瘤没有侵犯到瘘管（图3-14-3、图3-14-4）。

　　在该病例中直肠指检未发现肿瘤，但内镜检查，尤其是倒镜观察有助于诊断。

皮赘切除术后经久不愈行内镜活检，诊断为肛管癌

二見喜太郎　　田邉　寛

50多岁，女性，SL型，病史42年

十几岁时　以腹部症状起病

9年后　诊断为CD。治疗期间共接受了3次肠切除术，随后行肛门皮赘切除术。

第1次手术后28年　出现了排便时出血，由此发现肛周病变：12点钟方向可见一增大的皮赘，1点钟方向可见一外阴瘘，伴肛门狭窄（图3-15-1）。

麻醉下行皮赘切除术（图3-15-2）及肛门息肉活检，病理未见异型。4个月后，患者主诉肛门疼痛，门诊在先前的切除部位活检提示异型上皮细胞与P53染色阳性。结肠镜复查（图3-15-3），活检病理提示黏液腺癌。术前MRI提示肛管壁可见一分界不清的团块状肿块（图3-15-4）。

手术：（1）腹会阴联合切除术、淋巴结清扫联合阴道后壁切除、降结肠造口术。

（2）克罗恩病病变回肠结肠切除术、端端吻合。

肛周检查结果、结肠镜检查结果、MRI检查结果

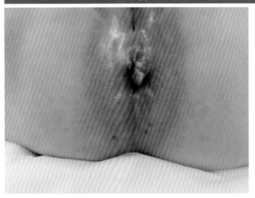

图3-15-1　肛周检查结果：前壁可见一紧绷的皮赘

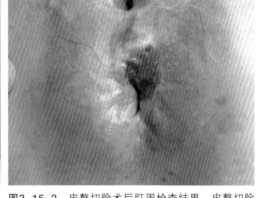

图3-15-2　皮赘切除术后肛周检查结果：皮赘切除部位可见愈合的发红肉芽组织（该图引自以下文献：FutamiK, et al. Current Surgical Strategy for Perianal Crohn's Disease. J. JpnSoc. Coloproctol. 2017; 70: 624）

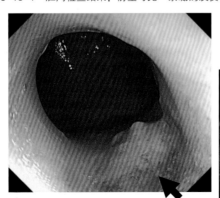

图3-15-3　结肠镜检查结果：右前壁可见一质硬肿块，肛管内可见一凹陷病变

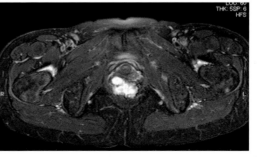

图3-15-4　MRI检查结果：肛管右前壁肿块，与阴道分界不清

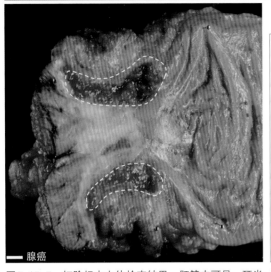

图3-15-5 切除标本大体检查结果：肛管内可见一环半周的5型进展期癌（黄线）

图3-15-6 低倍内镜检查结果：黏液腺癌已侵犯联合纵肌以外的直肠阴道膈

联合纵肌

阴道壁

肿瘤侵犯

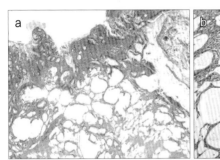

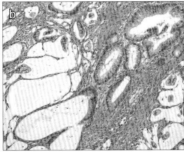

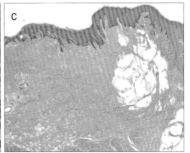

图3-15-7 HE染色：（a、b）病变是黏液腺癌，由超高分化至低分化直肠腺癌组成。（c）在肛门直肠侧可见肿瘤细胞已侵犯肛周皮肤

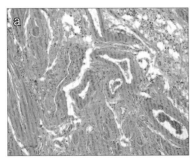

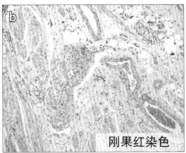

刚果红染色

图3-15-8 淀粉样蛋白沉积检查结果：（a）HE染色：在周围血管壁中可见AA淀粉样蛋白的轻度沉积。（b）刚果红染色：AA淀粉样变性，提示患者有继发淀粉样变性

病理诊断

- 肛管：5型，45 mm，直肠型超高至低分化腺癌，伴细胞外黏液变性（黏液腺癌），pT3、Ly1a、V1a、Pn1a、pPM0、pDM0、pRM0、pN0，继发性淀粉样变性。

- Ⅱa期：pT3、pN0、M0、P0、H0、R0、Cur A。

病例总结

　　肛管5型进展黏液腺癌（**图3-15-5～图3-15-7**）伴继发性淀粉样变性（**图3-15-8**）。该患者由于肛门术后经久不愈怀疑有癌变。

发现肛裂后7年因进行性加重的肛门溃疡活检诊断为肛管癌

二見喜太郎　　田邉　寛

40多岁，女性，SL型，病史23.4年

20多岁时	因腹痛、腹泻起病，随后诊断明确并开始进行药物治疗。
7年后	行肠道手术。
术后8年	发现肛门皮赘，因此在复发时增加了药物治疗。次年诊断为肛瘘和肛裂。首次肠道手术后15年，再次进行了肠切除术。术后继续药物治疗，CEA水平持续升高（5.0～10.0 ng/mL）。第2次术后10个月，肛门6点钟方向发现一深大溃疡病变伴排便出血和压痛。

第2次术后1年2个月，肛门6点钟方向溃疡病变进行性增大，触之质硬（图3-16-1）。由于患者疼痛加重，故在门诊局麻下行活检，诊断为高分化腺癌、直肠冲洗细胞学Ⅲb型。术前影像学检查未发现肿瘤证据（图3-16-2）。CEA：10.8 ng/mL。CA19-9：23.0 U/mL。

手术：腹会阴联合切除术、淋巴结清扫术、乙状结肠造口术。

肛周检查结果、MRI检查结果

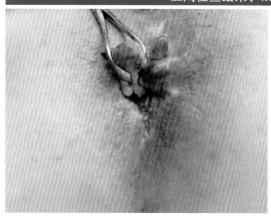

图3-16-1　肛周检查结果：6点钟方向可见增大的溃疡病变（通过抓住皮赘进行观察），该患者是通过门诊活检确诊的

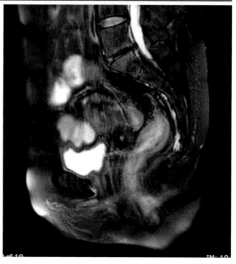

图3-16-2　MRI检查结果：肛管软组织水肿性改变，无肿瘤证据。没有其他影像学表现提示癌变

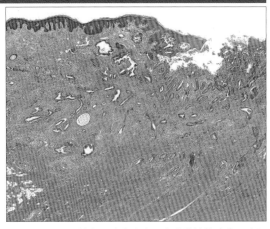

图3-16-3　切除标本大体检查结果：皮赘和癌范围以黄线标识。病变位于肛管处，环2/3周，形成2型进展癌

图3-16-4　HE染色：病变为直肠高分化管状腺癌。在肛门直肠侧侵犯至肛周皮肤的真皮层

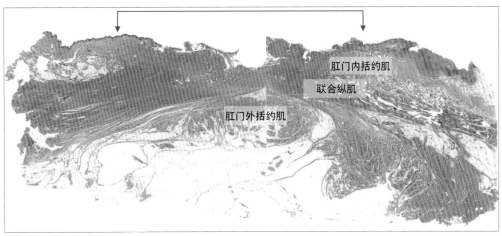

图3-16-5　低倍内镜检查结果：腺癌侵犯联合纵肌

病理诊断

- 肛管：2型，直肠型高中分化腺癌，pT3、Ly0、V0、BD1、Pn0、pPM0、pDM0、pRM0、pN0。
- Ⅱa期：pT3、pN0、M0、P0、H0、R0、Cur A。

病例总结

　　肛管2型进展期直肠型腺癌（图3-16-3～图3-16-5），无淋巴结转移。当肛门溃疡病变在病程中恶化时，应怀疑癌变。

肛瘘筛查活检诊断为肛管癌

二見喜太郎   田邉 寬

60多岁，女性，SL型，病史16.2年

40多岁时 因腹部症状起病，后诊断为CD并开始药物治疗。

8年后 腹部症状（狭窄、内瘘）加重，并出现了肛周脓肿，因此转诊至笔者所在医院进行了第一次肠道手术。肛周脓肿切开挂线引流术后继续予药物治疗。患者共接受了3次肠道手术、多次挂线引流术和肛门区活检（未发现异型上皮）。第3次肠道术后开始用生物制剂治疗，1年6个月后，再发肛周脓肿及肛瘘（**图3-17-1**），故再次行挂线引流术。瘘口5点钟方向活检显示为黏液腺癌（**图3-17-2、图3-17-3**），遂行腹会阴联合切除术和肛瘘切除术。

手术：腹会阴联合切除术、淋巴结清扫、乙状结肠造口术。

肛周检查结果、活检组织学检查结果、切除标本

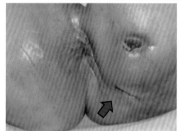

图3-17-1 肛周检查结果：肛周左侧可见半圆形多发性瘘管，活检部位如箭头所示

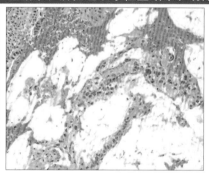

图3-17-2 活检组织学检查结果：肛瘘活检提示黏液腺癌

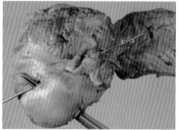

图3-17-3 切除标本：金属丝穿透的长瘘管

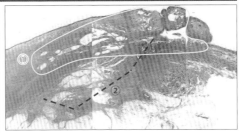

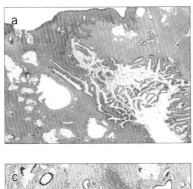

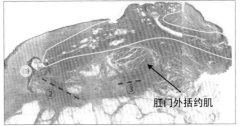

———— 腺癌
------ 肛瘘

图3-17-4　切除标本大体检查结果、肿瘤范围与瘘管示意图：腺癌以黄线表示，4条虚线显示4个瘘管（①、②、③、④）

肛门外括约肌

图3-17-5　低倍内镜检查结果：肛管至肛周皮肤形成2个复杂性肛瘘（①、②）。腺癌沿着瘘管①（黄线）生长，说明它起源于瘘管

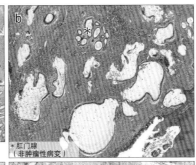

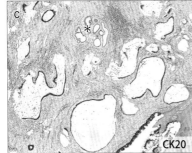

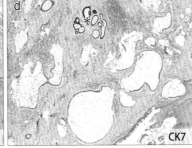

图3-17-6　HE和免疫组化染色：（a、b）主要病变是黏液腺癌，由超高分化管状腺癌形成。（c、d）免疫组化可见肿瘤细胞角蛋白（CK）20（c）阳性，但CK7（d）阴性，与直肠腺癌类似

病理诊断

- 肛管和肛门：5型，50 mm×40 mm，肛管直肠瘘内黏膜外形超高分化至高分化腺癌伴细胞外黏膜变性（黏液腺癌）（图3-17-4~图3-17-6），pT3、Ly0、V1a、BD1、INF b、Pn0、pPM0、pRM0、pN0。

- Ⅱb期（TNM）：pT3、pN0、M0、P0、H0、R0、Cur A。

病例总结

　　腺癌沿着瘘管生长，表明它起源于瘘管（图3-17-4、图3-17-5）。肿瘤侵及肛管纵向肌层，长度超过5 cm，但肿瘤体积不大，除瘘口附近外，无表浅部位的肿瘤累及。组织学上肿瘤是超高分化腺癌（图3-17-6），因此在临床或病理上都不容易诊断。无淋巴结转移。

肛管黏膜内癌伴红色息肉病变
周围的异型上皮

二見喜太郎　　田邊　寬

40多岁，男性，S型，病史20.2年

20多岁时	因肠梗阻起病。
2年后	因回肠穿孔行急诊手术，因怀疑克罗恩病转诊至笔者所在医院，诊断为克罗恩病后开始药物治疗。

第1次手术后3年 因再发肠梗阻行第2次肠切除术。第2次手术后8年，因吻合口狭窄行内镜扩张术。在第2次手术后11年，接受了第3次肠切除术，术后予免疫抑制剂治疗。4年后，患者在定期肠镜检查时发现肛管内红色息肉样病变伴异型上皮（**图3-18-1**）。1月后行内镜下切除术，诊断为高分化腺癌（黏膜内癌，**图3-18-2**），内镜下切除后周围黏膜活检提示异型上皮（**图3-18-3**）。CT或磁共振成像均未见异常。CEA：3.5 ng/mL。CA19-9：9.0 U/mL。

手术：腹会阴联合切除术、淋巴结清扫、乙状结肠造口术。

结肠镜检查结果

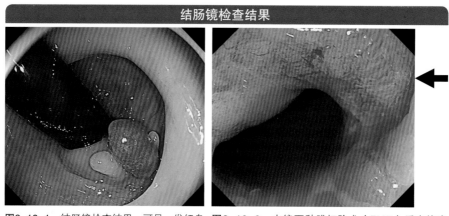

图3-18-1 结肠镜检查结果：可见一发红息肉样病变和异型上皮

图3-18-2 内镜下黏膜切除术（EMR）后内镜表现：在肛管愈合的瘢痕（箭头）中检到异型上皮

病理图像

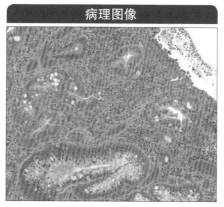

图3-18-3 EMR标本组织学：肛管发红息肉
EMR标本提示直肠型高分化管状腺癌

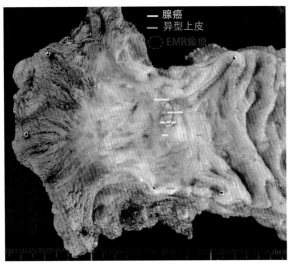

— 腺癌
— 异型上皮
⬭ EMR瘢痕

图3-18-4　切除标本的大体检查结果：黄线表示腺癌的范围，蓝线表示异型上皮，红圈表示EMR瘢痕

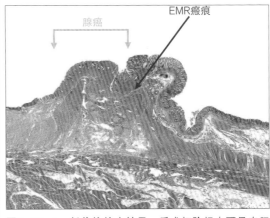

EMR瘢痕

腺癌

图3-18-5　低倍镜检查结果：手术切除标本可见直肠（Rb）上有大小不一的隆起，在同一区域EMR瘢痕背景下的黏膜中发现腺癌残留

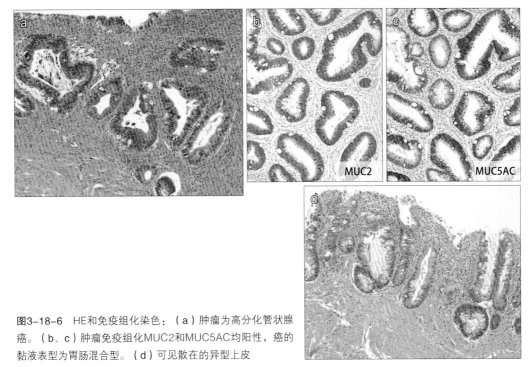

MUC2

MUC5AC

图3-18-6　HE和免疫组化染色：（a）肿瘤为高分化管状腺癌。（b、c）肿瘤免疫组化MUC2和MUC5AC均阳性，癌的黏液表型为胃肠混合型。（d）可见散在的异型上皮

病理诊断

- 肛管：0- I + II b型，15 mm × 10 mm，超高至高分化直肠型腺癌（**图3-18-4**、**图3-18-5**和**图3-18-6a ~ c**）伴异型上皮（**图3-18-6d**），内镜下黏膜切除术后溃疡愈合，U I – II 至 III、pTis（M）、Ly0、V0、BD1、INF a、pPM0、pDM0、pN0。
- 0期：pTis、pN0、M0、P0、H0、R0、Cur A。

病例总结

　　这个病例促使我们思考肛门区内镜下黏膜切除术的适应证。

因肛门疼痛加重和CEA水平升高行麻醉下肛门活检，诊断为肛管癌

二見喜太郎　　田邉　寛

50多岁，女性，SL型，病史31年

十几岁时	以阑尾炎起病，因术中表现诊断为CD，行回盲部切除术。患者共进行了3次肠切除术和2次肛瘘手术。
起病17年后	出现腹腔脓肿，因此进行了第4次肠道手术，并在复发时给予药物治疗，包括生物制剂。在此期间，因肛门直肠病变进行了肛门扩张、瘘管引流及肛管黏膜活检。第4次手术后8年，由于CEA水平升高，每1～2年行麻醉下活检以寻找异型上皮。从肛管黏膜和肛瘘中检到混合有黏液成分的超高分化腺癌（图3-19-1、图3-19-2）。影像学检查提示肿瘤为不规则囊性肿块伴可疑阴道受累（图3-19-3、图3-19-4）。

手术：（1）后路全盆腔廓清术、淋巴结清扫、乙状结肠造口术。

　　　（2）克罗恩病回肠结肠旷置旁路术。

肛周检查结果、结肠镜检查结果、CT检查结果、MRI检查结果

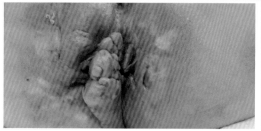

图3-19-1　肛周检查结果：复杂性肛门病变伴环周肛瘘、皮肤增厚、皮赘增大和肛门狭窄

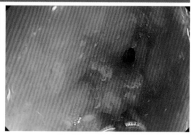

图3-19-2　结肠镜检查结果：由于严重狭窄、明显压痛导致内镜观察不佳，狭窄使得门诊内镜检查无法进行

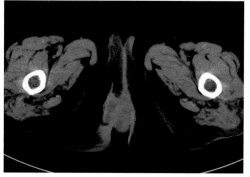

图3-19-3　CT检查结果：肛周区域囊性肿块

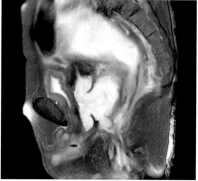

图3-19-4　MRI检查结果：囊性肿块与阴道膈分界不清（T2加权像）

【病理诊断】

- 肛管：5型，90 mm，肛门直肠阴道瘘内黏膜外形超高分化至高分化腺癌，伴有明显的细胞外黏膜变性（黏液腺癌，图3-19-5、图3-19-6），pT4（阴道）、Ly0、V1a、BD1、INF b、Pn0、pPM0、pDM0、pRM0、pN0。

- Ⅲb期（TNM）：pT4、pN0、M0、P0、H0。

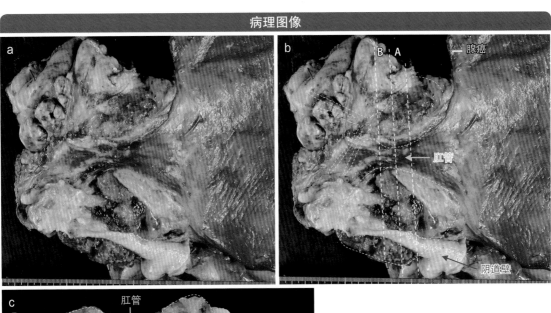

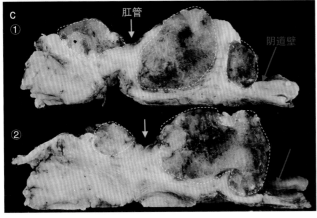

图3-19-5 切除标本大体检查结果：（a~c）肿瘤位于肛管至阴道壁，黄色虚线表示肿瘤范围。推测肿瘤生长并累及肛管和阴道腔

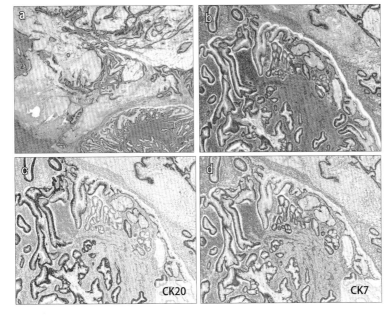

图3-19-6 HE和免疫组化染色：（a、b）由高分化腺癌引起的黏液癌。（c、d）免疫组化提示大部分肿瘤腺体呈CK20阳性，少数呈CK7阳性，类似直肠型腺癌

病例总结

　　肛管至阴道壁的黏液腺癌（**图3-19-5**、**图3-19-6**）。病变起源的确切部位尚不清楚，但提示肿瘤可能起源于瘘管。肛门疼痛加重是癌侵袭的危险因素。

持续性肛门疼痛2个月后诊断为肛管癌

二見喜太郎　　田邉　寬

40多岁，女性，SL型，病史26.9年

十几岁时	因肛瘘行肛周手术，后被诊断为克罗恩病。
8年后	开始药物治疗。既往腹部手术包括3次肠切除术和1次胆囊切除术。肛门病变曾行挂线引流术和肛门扩张术。最后一次肠道手术时，肛周触诊无压痛及硬结（**图3-20-1**）。
1年后	患者因主诉持续肛门疼痛2个月至医院就诊（**图3-20-2**）。麻醉下行经肛探查和内镜检查诊断为癌：高分化和低分化腺癌混合伴黏液成分。肿瘤在MRI中表现为不均一的实性肿块（**图3-20-3**）。CEA：9.3 ng/mL。CA19-9：1.0 U/mL。手术：腹会阴联合切除术、淋巴结清扫、阴道后壁切除术、乙状结肠造口术。

肛周检查结果、MRI检查结果

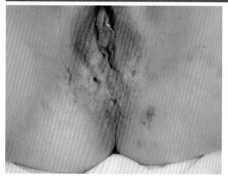

图3-20-1　1年前肛周检查结果：无压痛、硬结，触诊无肿块

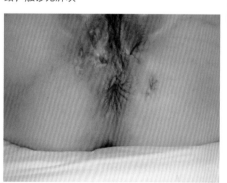

图3-20-2　诊断为癌时肛周检查结果：肉眼观与1年前相比无变化，但触诊可及周围区域硬结及压痛

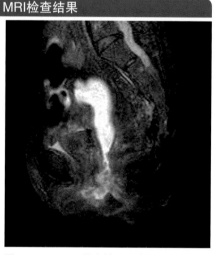

图3-20-3　MRI检查结果：边界模糊的不均一实性肿块，T2加权像显示肛门中心高信号

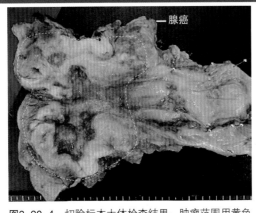

—腺癌

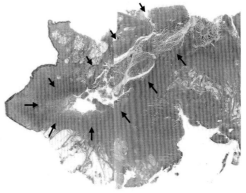

图3-20-4　切除标本大体检查结果：肿瘤范围用黄色　图3-20-5　低倍内镜检查结果：瘘管内可见高分化
虚线标出。从肛管延伸至直肠（Rb）的环周5型进展　腺癌生长和浸润
期癌

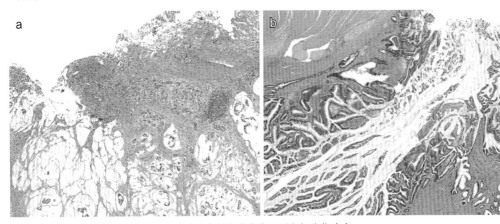

图3-20-6　HE染色：（a、b）黏液性癌混有超高分化直肠型和低分化腺癌

病理诊断

- 肛管和直肠：5型，100 mm，超高分化至低分化的直肠型腺癌，伴有明显的细胞内和细胞外黏液变性
  （黏液腺癌）（**图3-20-4～图3-20-6**），pT4b（右侧外阴）、Ly1c、V1a、INF c、Pn1b、pPM0、
  pDM0、pRM1、pN1b。

- Ⅲc期：pT4b、pN1b、M0、P0、H0、R1、Cur B。

病例总结

　　从肛管延伸至直肠（Rb）的环周5型进展期黏液腺癌（**图3-20-4～图3-20-6**）。瘘管内可见高分
化腺癌生长和浸润（**图3-20-6**）。直肠（Rb）部位肿瘤浸润至外膜，肛管部位肿瘤从肛门外括约肌侵
犯至右侧外阴，伴显著血管侵犯，但无淋巴结转移。

　　该病例中，快速出现和持续的肛门疼痛有助于诊断。